ADHD 兒童
認知行為親子團體治療
專業人員手冊

黃惠玲　著

目錄

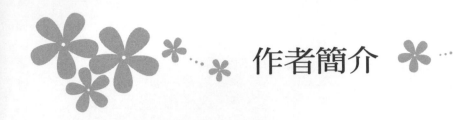

作者簡介

黃惠玲

◎ 學歷：國立台灣大學心理學研究所博士

◎ 經歷：高雄醫學大學心理學系系主任

　　　　高雄醫學大學心理學系教授

　　　　高雄醫學大學附設醫院精神科、小兒科兼聘臨床心理師

◎ 現職：國立成功大學行為醫學研究所教授

　　　　國立成功大學附設醫院精神科兼聘臨床心理師

序言

✺ 2006 年 11 月 07 日寫於高雄醫學大學心理學系研究室

　　這一本書是臨床工作上的課程講義，歷經了十一年，從研究資料之收集開始做起，逐漸加上其他的治療學派觀點與發展心理學的知識，以及累積十年以上的臨床工作經驗，最後以認知行為治療為基本架構撰寫而成。這十一年來投入許多的心力，然而總是不斷繼續改進，每年都想著應該要出書，卻又想要做得更完美！今年，我首度將它集結成冊，經過半年的再度檢視，也該提給出版社出版了，以方便受過訓練的兒童臨床心理師有好的臨床工具可以使用。

✺ 這本講義的完成，我要感謝許多人

　　首先要感謝幾位精神科醫師給我的支持，如果不是她／他們給我行政上的支援與醫療工作上的支持，我就無法繼續累積臨床工作經驗完成這本講義。第一位要感謝的是王雅琴醫師，她像好友一樣，轉介臨床個案參加我的研究或治療團體，跟著她做兒心團隊工作，非常的愉快且有成就感！第二位要感謝的是楊品珍醫師，她也轉介非常多的臨床個案給我，此外，她的豪爽與信心感，也是讓我不至於中斷臨床工作的主因，有了多年的持續之後，這本講義也就更加完整了。第三位要感謝的是陳正宗醫師，他協助建立臨床心理師的訓練制度，提供行政上的支援，讓我專心做兒童臨床心理工作與訓練學生工作，免除一些

行政阻礙。第四位要感謝的是顏正芳醫師，他不僅轉介臨床個案給我，而且他的耐心也最能陪伴我的學生度過難捱的實習。第五位要感謝的是楊明仁醫師，他持續支持我在兒童臨床心理的工作，讓我帶領的兒童認知行為治療團體持續運作，這本課程講義才有機會集結成書。

接著，我要感謝趙家琛教授。趙教授有美國加州的心理師執照，在美國工作八年後回到國內，當她從美國回來後，就主動與我接觸。我常請教她一些臨床工作問題，她都很有耐心的跟我討論，讓我常常被她的豐富臨床工作經驗感動！我們也就一起合作，邊做臨床工作，邊合作發表臨床研究論文。

我還要感謝我的學生群，以下讓我按時間的順序來敘述。王意中，是我指導的學生中第一位投入注意力缺陷過動症研究的人，沒想到我就此把焦點放在注意力缺陷過動症的研究。翁敏嘉，除了隨我鑽研注意力缺陷過動症之外，也是第一位協助我撰寫這本課程講義的人，我們的方式是我口述與她一起討論，她執筆我改稿，完成第一版。此後，幾乎每年都有一位學生用同樣的方式，跟我一起逐漸增厚這本講義。杜娟菁、伍秀蓉、謝玉蓮、何采諭、許芳卿、李家蓉、陳盈如、許建中、黃舜琪、王亭力、羅翔尹、蔡佳縈、盧瀅媛、石昱棋、蔡曉葳、廖婉如等，我很感謝她／他們的幫忙與協助，相信經過訓練後使用這本課程講義的兒童臨床心理師也會非常感激她／他們，因為有了她／他們的努力，大家的臨床工作變得有效率與有成效了！我要特別感謝許芳卿，她的文筆好，把整個課程講義做大幅增稿與修飾工作，讓小朋友與父母易於閱讀。有了芳卿的文筆基調之後，本課程講義的增修工作就更加容易進行，我只要抓住芳卿的筆調，增修也就不會突兀，而仍然能夠保持容易閱讀的特質。

我要謝謝曾經參與過團體的父母與小朋友。我喜愛這份課程講義，這個課程也會帶給心理治療師正向的情緒，加上父母與小朋友快樂的參與，每週三晚上都是很快樂的帶團體時間。我坐在高雄醫學大學心理學系的團體治療室，與小朋友、父母圍繞坐一圈，講課給小朋友聽，帶領小朋友討論與演練，又陪著

小朋友玩遊戲，順便把最近教過的技巧讓小朋友應用；我有一種錯覺——白天我是大學生或研究生的老師，晚上我變成小學生的老師！不管如何，有這些小朋友與家長的參與，這本課程講義才能完成。而這本課程講義也是為小朋友與家長而寫的。

最後，我要謝謝我的家人。我的先生振銘，一直支持我做我想做的學術工作，最後發展為學術性的臨床研究工作。兒子君樸與女兒君蕙，是我生活中的重心，維持我穩定的生活型態，我非常疼愛他們，也感謝他們體諒我經常忙著做研究與臨床工作。還要感謝我的姊姊毓秀，不斷關心與協助我，這本課程講義能夠出版，是她支持我克服人生萬難的具體成果。最後，我要感謝我的父母，他們的溫暖是我的人生動力來源！

✳ 2008 年 3 月 19 日寫於高雄醫學大學心理學系研究室

停了一年，沒有帶團體的壓力，因此有了時間重新反思整個團體。二十二次長達六個月的團體，確實太長了，該如何精簡？如何更有效的處理臨床上多變的個案類型？於是精簡版（請見本序言最後的說明）就出來了。精簡版一共只有十一次，包括父母團體兩次，親子團體九次。這本書裡也一併敘述了精簡做法。

近年來，實證基礎治療是很重要的要求，本書可以做為治療手冊，並進一步收集資料，以驗證本治療手冊的成效。

✳ 2011 年 3 月 9 日寫於成功大學行為醫學研究所研究室

2009 年 6 月 15 日至 9 月 2 日，我有機會到美國生活與遊學兩個半月。頭兩個月就住在哈佛大學心理學系館（William James Hall）旁邊的學人宿舍，當時正值暑假，也沒有什麼學術演講活動可以參加，我只有逛逛該系，參觀該系，看看走廊上的展示，以及最新的研究海報展後的論文。每天早上我會穿過哈佛

大學非常美麗的校園，跟著一群趕著上班的人穿過校園草地中間的小徑，趕到哈佛廣場去上我的課。每週會有一天傍晚，在我回家的路邊，也是心理學系館邊，會有個市集，我也會採買一些農產品回家做菜。我也碰過哈佛大學心理學系的學生在該市集場地擺攤，桌上擺了一堆漂亮紙包裝的糖果，牌子上寫著「只要十五分鐘做個小實驗，你就可以得到一袋」。經過實驗攤很多次之後，我實在忍不住想要那些漂亮包裝的糖果，於是就向前走去表明我想做這個小實驗拿糖果，原來是社會心理學在做有關歐巴馬正在推行健康保險政策的態度調查，我說明我的背景，學生也同意我填完問卷，我拿了漂亮的糖果快樂的回家去！

這期間，我去了兩趟約翰霍普金斯大學，並住在李麗卿家裡。麗卿是我在高雄醫學大學心理學系的學生，我找她做了兩件事，一件是組織高醫學生們去輔導高雄地方法院觀護人室的保護管束青少年，另一件是進行研究並將成果寫成一本書出版。透過麗卿的安排，我去參訪約翰霍普金斯大學的自閉症中心，有機會仔仔細細看了兩天，收穫很多。

結束在波士頓的行程之後，我就改到紐約，住在曼哈頓。每天排滿各種各類的活動，白天晚上都有，跟著遊客們閒晃、逛街購物、吃館子、聽音樂會、看戲劇等。在 7 月底時，我發現去尼加拉瓜瀑布玩可以便宜一半，所以臨時訂機票與安排交通，跑到加拿大去住瀑布旁最鄰近尼加拉瓜瀑布的旅館，馬蹄型瀑布氣勢澎湃，一天十八個小時（扣除夜晚十二點後關燈的時間）百看不厭，日出日落實在太美了。

這種生活改變我的心態，覺得人是可以世界各地游動的。回到台灣還在時差轉換調適的日子，就接到成功大學行為醫學研究所游一龍所長的游說電話，他說了許許多多的好話，並說我只要答應就好，我不需要做什麼事。我感覺什麼事情都是游動的，所以就很快的答應了。就這麼樣離開了我以為會待一輩子的高雄醫學大學，轉換到成功大學。

我進入成功大學行為醫學研究所後，負責兒童臨床心理學相關課程，並開

始臨床指導教學工作，由於必須給學生講義，於是終於決定交出稿子正式出版這一本書了。

　　我非常感謝在高雄醫學大學心理學系接受我指導的學生，有他們的努力，這本書才能夠完成，有許多部分都是我口述然後由他們寫出來。在這個長達近十五年的漫長寫講義過程中，我要感謝非常多位學生。首先要感謝翁敏嘉，她先起草寫下來的動作。感謝許芳卿，是她有寫書的想法，並把架構底定。感謝黃舜琪，是她把講義內容豐富化。感謝石昱棋與蔡曉葳，是她們的努力而有精簡版出來。感謝高宗仁，他最能夠帶領兒童們進行遊戲，他也把一些活動加進去。此外，我還要感謝其他的學生，共同參與治療團體的帶領，並進行團體前與團體後的討論，每一屆學生都很認真的討論與思考，然後把我們的討論結果修正加入講義中。這些學生有李家蓉、陳盈如、許建中、呂嘉華、羅翔尹、蔡佳縈、王亭力、盧瀅媛、廖婉如、李惠禎、曾名宜、林信佑及元沙君等。

精簡版請於心理出版社網站下載
網址：https://reurl.cc/0x8GNo
解壓縮密碼：9789861915807

前言

　　本書是為小學中低年級罹患注意力缺陷過動症（Attention deficit hyperactivity disorder，簡稱 ADHD）的兒童與父母而寫的，也是一本讓受過訓練的兒童臨床心理師使用的臨床工具。

　　父母團體部分的第二次團體，節錄了《不聽話的孩子：臨床衡鑑與親職訓練手冊》（黃惠玲、趙家琛譯，2002）一書中的父母講義的單元二講義，並直接使用其編寫好給父母的講義。兒童部分，使用 Bloomquist 與 Braswell（1990）多元方案為基礎的認知行為治療法，並採用其架構，兒童與父母一起參加團體，向學校老師說明方案內容，父母與老師定期評估治療成效，治療師隨時個別諮商兒童與父母的問題。我們自行編寫本書當作臨床工作上的講義，並適用於我們的團體帶領方式，至於是否適合其他團體帶領方式，必須由帶領的心理治療師做臨床判斷。但是，我建議不要直接使用，最好要有實徵研究證實成效才用。

　　本書為臨床工作上的課程講義，從研究資料之收集開始做起，逐漸累積其他的治療學派觀點，並加上發展心理學的知識，以認知行為治療為基本架構。本書出書的目的，是方便受過訓練的兒童臨床心理師有好的臨床工具可以使用。

　　本書分「專業人員手冊」與「父母手冊」（每一手冊隨書附贈內容較為精華的精簡版），以方便臨床工作上使用。除此之外，本書針對有足夠認知能力的兒童，以認知行為治療法及採問題解決取向，訓練兒童掌控注意力歷程、找出問題、訂出行為目標、做計畫、執行計畫，及做成效評估，且特別強調人際

和諧。有了基礎的訓練之後，將問題解決的能力訓練應用於注意力缺陷過動症兒童所面臨的四大次級問題：人際衝突、憤怒情緒、自卑（對自己有負面的想法）、學業低落或起伏不定（不努力的管理）。

　　使用本書的臨床療效，相關的臨床研究報告已經陸續發表，證實這是一項有成效的方案。不過，也不是所有的研究結果都支持，概括說起來，會被放在以三級（高、中、低）之低級程度的治療成效，目前仍持續有相關的臨床研究報告發表。雖然這個方案的治療成效比不上藥物治療與父母管教訓練方案，無法大幅改善症狀，然而，這個方案卻對許多方面是有效果的，例如人際關係，也會增加老師稱讚兒童的專注度改進。參與的父母也覺得滿意，在過程中也學會問題解決的策略與認知行為技巧，有利於父母的管教，並能夠時時協助兒童與家庭以問題解決的溝通模式討論家庭內的衝突事件。

✽✲ 方案介紹

　　這套方案包括四大部分，主體為問題解決取向的認知行為治療法，輔以自律訓練方式進行的放鬆訓練，與規則遊戲型式為主的遊戲治療，以及培養良好目標行為的籌碼系統等。本書主要為敘述問題解決取向的認知行為治療內容，也會在適當節次描述放鬆訓練內容，遊戲治療與籌碼系統只在這兒簡單介紹適用於本書特性部分，通則部分需參考遊戲治療或行為治療書籍。

　　培養良好目標行為的籌碼系統，又分為兩部分，一是設定目標行為，另一是籌碼系統。本方案中籌碼系統的使用很廣泛，團體中（含認知行為治療法主體課程、放鬆訓練、遊戲治療、休息時間等）表現的良好行為由治療師以紅利加點方式鼓勵，團體中做到目標行為有固定的點數計算方式，作業、放鬆訓練、在家應用方案技巧等也有固定的點數計算方式。點數的加總有三種型態：(1)「今日之星」，只加總當天的點數（作業除外），得到點數最高的兒童就是「今日之星」，「今日之星」有至高無上的榮耀，可以決定當天要玩什麼遊

戲，也可以決定接不接受其他兒童的建議，「今日之星」的設計是行為治療法主體成功的關鍵，如果「今日之星」的設計沒有受到兒童的喜愛，治療師需檢討執行本工作手冊的缺失何在。(2)累加個別兒童的點數，每滿 100 點給「破百獎」，讓兒童就三種金額的玩具中挑出自己喜歡的玩具，並在一分鐘內挑出同等金額的玩具（越貴的玩具，能挑到的件數越少）。這些玩具都很便宜，所以不耐玩，卻是兒童的最愛，因為得到「破百獎」是一種很高的榮譽，挑的過程跟大夥兒擠在一起吶喊很有趣味性，挑完後多數的兒童會與其他的兒童分享玩玩具的樂趣，又是立即培養分享的成就感。(3)於第十八次兒童團體結束時，加總所有節次的點數，將兒童依序排名，給予不同金額大小的「最大獎」，於第十九次兒童團體以很隆重的頒獎儀式頒發給每位兒童。

由於上述三項方式，除了頒給兒童獎賞品之外，都同時伴隨很高的社會性讚許，以及肯定兒童的進步及其成就，因此也能夠培養兒童的內在動機，將在團體治療室學習得到的技巧應用於學校與家庭之外。此外，針對兒童的個別特殊行為問題，也以籌碼系統處理，但是點數的加總以個別兒童計算，獎賞物品也是另外給予，通常是由兒童、父母及治療師一起討論，由治療師掌控這部分的籌碼系統，請父母提供獎賞品，以及由父母做記錄。

目標行為的設定，遵循幾個原則：(1)培養良好行為；(2)消除不良的行為；(3)鼓勵兒童自動自發的精神；(4)強調觀察學習的原理；(5)符合發展原理；(6)每位參加兒童都有同等機會。在實務上，前兩節次由所有兒童自訂目標行為，治療師會建議與修正目標行為方向以容易得到籌碼點數。在這兩節次裡，治療師也必須熟悉團體成員，以了解每位團體成員的特性。第三節次起，挑選表現稍微良好的兒童，為他設定提升發展上高一階的目標行為，這樣做可以讓表現比較不好的兒童有觀察模仿的機會。接下來的節次，為表現不好的兒童設定培養良好行為，同時消除不良的行為。再來，才是為表現很好的兒童設定提升發展上高一階的目標行為，這時會有把團體整個往上提升的明顯的效果，但是要

小心在發展上趕不上的兒童，要鼓勵這種兒童依自己的發展速度繼續往上設定目標行為。在實際做法上，被治療師設定為「目標兒童」，這位兒童的目標行為點數以兩點計算，其他兒童的「目標行為」只能以一點計算；這樣的設計確保努力的「目標兒童」一定可以當上「今日之星」。此外，被治療師設定為「目標兒童」者，該兒童的下一週目標行為仍由治療師設定為前次「目標行為」，以鞏固該兒童的該項良好行為。至於其他兒童，都由兒童自行設定目標行為，唯治療師需注意自行設定的目標行為不可以降低發展層次（亦即兒童不可設定比發展上更低階且兒童早就精熟的行為）。治療師也要注意，兒童主動自訂更高階而發展上適宜的目標行為，需給這種兒童立即紅利加點以及口頭說明理由鼓勵之。

遊戲治療部分，前三至五節次依團體成熟度，兒童自主性進行遊戲，治療師除熟悉團體之外，也應介入團體以順暢進行遊戲規則，三至五節次之後，治療師開始將團體的認知行為技巧帶入遊戲治療中。隨著治療次數增加，治療師帶團體應用認知行為技巧次數也累積多次，就可逐漸減少介入，讓兒童於團體中主動應用認知行為技巧。

最後，在忙碌的工作中，很容易迷失要點，準備一份要點檢核表是很方便自我提醒的。例如「認知行為治療團體前備課檢核表」就很好用，帶團體之前，花大約一個小時備課，邊備課邊檢核自己是否概念清楚了解了、技巧是否熟悉了、注意事項是否熟記腦海了。事前充分的備課，可讓團體流程流暢進行，內容清晰，時間不拖泥帶水，還能夠把團體成員的行為觀察看清楚，必要時精準切下去，個案的行為問題立即被挖掘出來，馬上不帶痕跡的處理掉，讓個案不再出現行為問題，也能很快就會看到個案的改進。

本書中，每節次的治療有清楚具體的架構，並且列出時間，然而時間只是個參考，需以團體治療過程中的突發狀況做彈性調整，也需考量團體人數與個體成員個別特殊性而改變。團體結束都會列出個別輔導時間，以處理在團體中

無法兼顧的個別性問題，這個時間不列入團體時間。

認知行為治療團體前備課檢核表

1. 課程內容：
   (1)概念
   (2)白板記錄表
   (3)時間控制
   (4)作業
   (5)講義熟讀
   (6)父母手冊
2. 上週作業重點。
3. 誰是目標兒童，目標行為是什麼。
4. 放鬆訓練。
5. 請假的小朋友。
6. 背小朋友的名字。
7. 注意是否需要從連續增強轉為部分增強。轉換過程中，需口頭稱讚：(1)小朋友的行為有很大的進步；(2)小朋友有長大，並且說明轉換的理由（維持小朋友的自動自發性，所以改為三至五分鐘才給點數，但是小朋友要持續表現良好，像個大人或大孩子）。
8. 對專注的行為，以加點來維持住：(1)隨時對坐好的小朋友加一點（每五分鐘）（如果離座行為頻繁）；(2)隨時對面向老師或說話的人，眼睛看著老師或說話的人，加一點（每五分鐘）（如果分心嚴重）。
9. 複習訓練專心的方法：(1)面向說話的人（老師或同學）；(2)眼睛看著說話的人；(3)要保持微笑；(4)聽懂了要點頭微笑。請父母每天上學前提醒孩子做到專心方法四步驟，也請父母每天放學後問問孩子有沒有做專心方法四

步驟，如果孩子說有，給孩子口頭稱讚。如果孩子說沒有，請父母跟孩子一起討論問題，檢討改進方法。也可以問孩子，在班上誰最專心、誰功課好，請孩子天天觀察這位同學的專心方法，問孩子這位同學是如何專心的。請記得天天跟孩子上學前提醒，放學後討論與檢討，並持續一個月。一個月後，開始降低天數，一週提醒降為三天，然後降為兩天，然後降為一天，最後二至四週提醒一次。然後，可以好幾個月再連續提醒幾天。別忘了，提醒時，小朋友做得好，一定要給予口頭稱讚與微笑，不可以給物質獎賞，以銜接老師的社會性增強。

❋ 精簡版方案介紹

欲將二十二次的團體濃縮為十一次實在很困難，只有從概念著手才能做得到。首先，從父母團體的結構來看，第一次團體的內容是教導父母如何自我覺察情緒與改變不適當的歸因，並為未來父母幫助兒童奠定基礎，所以保留。第二次團體，原來是特別時間，用以協助父母改善親子關係，因為需要比較多次的節次與練習父母才能夠做得好，所以在時間考量之下先刪除，避免因為練習次數不夠而使父母遭受挫敗感。第三次團體向父母介紹問題解決五步驟，為親子團體是以問題解決為主軸而事先鋪陳，讓父母準備好進入親子團體。問題解決五步驟、人際衝突問題之處理與生氣憤怒管理部分保留，但是刪除重複練習的節次，或將貫串的概念放在同一節次，而不再拆為兩次。不努力管理與自卑之處理，未來視需要這兩個單元開給有這方面問題的兒童來參加，就不再放在方案中了。

由於節次減了一半，是有許多需因應改變的，例如目標行為的設定以及遊戲治療。在很短的節次內，就要培養出良好習慣與消除不良的習慣，因此第二節次開始就要由治療師給予每位兒童目標行為，需要治療師有豐富的經驗，從簡單的目標行為著手，也從表現較好的個案開始當目標兒童去展示這些好行為，

而讓其他兒童透過模仿快速學習。遊戲治療的目的，是透過規則性遊戲讓兒童透過團體互動，實際操作課程中學習的概念，因此需要快節奏帶領操作這些概念。

✱✱ 參考文獻

黃惠玲、趙家琛（譯）（2002）。Russell A. Barkley 著。不聽話的孩子：臨床衡鑑與親職訓練手冊（Defiant children: A clinician's manual for assessment and parent training）。台北：心理。

Bloomquist, M., & Braswell, L. (1990). *Multicomponent school-based cognitive-behavioral intervention for attention-deficit hyperactivity disordered children.* Minneapolis: University of Minnesota.

準備篇

注意力缺陷過動症兒童認知行為親子團體治療節次表
（專業人員手冊）

節次	課程名稱	備註
第 1 次	修改對孩子的認知歸因（父母團體）	評估一*
第 2 次	注意孩子的好行為（父母團體）	
第 3 次	關注兒童計畫（父母團體）	
第 4 次	說明團體與建立規範	
第 5 次	辨識問題——外在線索	
第 6 次	辨識問題——內在線索	
第 7 次	選擇項與後果思考	評估二
第 8 次	評估結果與發明備份計畫	
第 9 次	利用有效計畫	
第 10 次	人際問題解決（觀點轉換訓練）	評估三*
第 11 次	人際問題解決（人際問題辨識）	
第 12 次	人際問題解決（大家樂計畫）	
第 13 次	憤怒挫折管理（辨識生理與認知線索）	評估四
第 14 次	憤怒挫折管理（辨識問題狀況與使用冷靜方法）	
第 15 次	憤怒挫折管理（中度情境壓力練習）	
第 16 次	憤怒挫折管理（在不同情境當中，進行回顧與做練習）	
第 17 次	不努力管理（檢視努力與不努力辨識）	評估五
第 18 次	不努力管理（利用努力試試看計畫）	
第 19 次	負向想法與感受管理（負向想法辨識）	評估六
第 20 次	負向想法與感受管理（利用恢復自信的方法）	
第 21 次	方案回顧	評估七*
第 22 次	成果分享	

註：1.評估：家長評量
　　2.＊：家長與老師評量

治療師使用的目標行為記錄表

姓名：＿＿＿＿＿＿＿＿＿

節次	日期	目標行為	今日之星		
			預定 日期	實際 日期	累積 次數
1					
2					
3					
4					
5					
6					
7					
8					
9					
10					
11					
12					
13					
14					
15					
16					
17					
18					
19					

遊戲規則表

遊戲名稱	遊戲規則
木頭人	1. 由一個小朋友當鬼並面對牆壁，背對著其他小朋友喊：「一、二、三木頭人」，鬼在喊的時候，小朋友盡可能往前跑到鬼的旁邊去碰觸鬼。 2. 鬼喊完：「一、二、三木頭人」馬上轉頭，在鬼轉頭時小朋友要靜止不動，動者換其當鬼。 3. 當有一個小朋友已經跑到鬼旁邊時，碰觸鬼後所有的小朋友往後散開，在跑時鬼從一數到十，數到十時，小朋友原地站好，鬼預估欲抓的小朋友從鬼處到小朋友處的步伐數，預估正確則被抓的小朋友當鬼，不正確的話就繼續當鬼。
老鷹捉小雞	1. 一人當老鷹、一人當母雞、其餘小朋友當小雞。 2. 小雞一個接著一個躲在母雞的後面。 3. 老鷹設法捉小雞、母雞盡力保護小雞。 4. 被捉到的小雞出局不能再玩，直到小雞抓光為止。
紅綠燈	1. 一人當鬼抓其他小朋友。 2. 快要被抓到的小朋友可喊：「紅燈」（喊「紅燈」的小朋友需靜止站好），當鬼者則不能抓此小朋友，而換抓其他人。 3. 已經喊「紅燈」的小朋友需其他小朋友（不是紅燈狀態的小朋友）來救，救時要大聲喊「綠燈」，才可恢復自由。 4. 被抓到者當鬼。
大風吹	1. N 個小朋友玩，排 N－1 個墊子並圍成一圈。 2. 一小朋友當鬼，站在團體的中間，其餘小朋友站在墊子上。 3. 當鬼者喊：「大風吹」，小朋友接著說：「吹什麼」，鬼：「吹×××」的人，有×××的小朋友就要趕快換位子（沒有×××者不動）。 4. 鬼在說完×××之後也要趕快找墊子站。 5. 找不到墊子的小朋友當鬼。
打擊魔鬼	1. 準備報紙，捲成長筒狀。 2. 一個小朋友當鬼，其餘小朋友圍成一個圓圈，鬼站在圈外，拿著棒子。 3. 小朋友彼此叫互相的名字，鬼要跑去打被叫到的人。 4. 來不及叫其他小朋友名字而被打到的人當鬼。

遊戲名稱	遊戲規則
食字路口	1. 小朋友圍成一圈輪流玩接龍遊戲，需以食物名稱為主。 2. 上一個小朋友說的食物名稱的最後一個字，必須是下一個輪到小朋友說的食物名稱的第一個字（國台語不拘，只要音同即可）。 3. 先規定說不出來的處罰方式。如：用屁股寫字。
文字接龍	1. 小朋友圍成一圈輪流玩接龍遊戲。以成語或三個字的詞為主（擇其一）。 2. 上一個小朋友說的成語的最後一個字，必須是下一個輪到小朋友說的成語名稱的第一個字。 3. 先規定說不出來的處罰方式。如：用屁股寫字。
三字經	1. 類似「紅綠燈」的玩法。 2. 一人當鬼，其他小朋友可四處跑避免讓鬼抓到。 3. 快被鬼抓到時趕快喊三個字的詞，順利說出後則可避免當鬼，並且能繼續四處跑。 4. 無法順利說出者當鬼。
牆壁鬼	1. 一人當鬼，其他小朋友在快被鬼抓到時，去碰牆壁，則可避免當鬼。 2. 在被鬼抓到時，沒有及時碰到牆壁者，則當鬼。
終極密碼	1. 「今日之星」在 0 至 99 之間選一個數字告訴遊戲主持人，如：50。 2. 小朋友圍成一小圈輪流猜數字（0 至 99 之間），如：某一小朋友猜 60。 3. 「今日之星」或主持人（若「今日之星」有能力則讓「今日之星」說）說此數字介於何者間（縮小範圍），如：0 至 60。依此類推。 4. 直到有小朋友猜對，猜中可決定下一輪的數字。 5. 處罰：小朋友自己定。
釣魚	1. 撲克牌一副，洗牌後數字那面朝下排成數列（一個位置放一張）。 2. 由小朋友輪流翻牌，一人一次翻兩張，若兩張數字一樣，小朋友可收起來繼續翻，若兩張數字不一樣則蓋起換下一個小朋友翻牌。 3. 最後由翻到最多副數字一樣的牌者為贏家。

PART 1

第一次父母團體

1 認知行為治療親子團體錄影同意書

　　本人（媽媽或爸爸）＿＿＿＿＿＿茲同意＿＿＿＿＿＿＿＿（單位）
＿＿＿＿＿＿（治療師姓名）為了督導教學需求，在團體進行時全程錄影，並
同意此錄影帶除了督導教學用外，絕不在其他場合公開播放錄影帶內容，或拷
貝錄影帶供他人使用，並在團體結束後予以銷毀。

　　　　　　　　　　　　　　　　簽名：＿＿＿＿＿＿（媽媽或爸爸）
　　　　　　　　　　　　中華民國　　　　年　　　　月　　　　日

2 團體規範

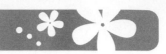

1. 不遲到，不早退。

2. 團體內其他人的事情，不告訴別人。

3. 每週繳交家庭作業，未交者課後留下個別輔導。

4. 三次未交家庭作業者，改成參加下梯次團體。

5. 不能來上課者，必須事先請假，當週個別補課，超過兩次請假者，改成參加
   下梯次團體。

6. 上課時，坐在自己位子上。

7. 尊重別人的空間與身體。

8. 專心聽講，參與討論，關閉手機。

辦公室電話：＿＿＿＿＿＿＿＿

聯　絡　人：＿＿＿＿＿＿＿＿

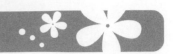

　　茲　同意本人子女 ＿＿＿＿＿＿＿＿＿＿＿＿ ，因預計於民國 ＿＿＿＿＿ 年 ＿＿＿＿＿ 月起，參與注意力缺陷過動症認知行為治療團體，為了解本人子女在學校的行為狀況，拜託本人子女的導師填寫：「干擾行為評量表」、「兒童注意力問題評量表」、「學校情境問卷」、「兒童行為檢核表」，以上四份填寫時間為本課程的第一次與第二十一次時；另有一次評估只需填寫前三份量表，為本課程的第十次（詳細填寫之日期，已隨函附上）。在填寫量表期間，心理治療師會與老師接洽，並將團體課程的講義供導師參考。

立書人：＿＿＿＿＿＿＿＿＿＿＿

日　期：＿＿＿＿＿＿＿＿＿＿＿

❀ 附件：注意力缺陷過動症認知行為親子團體治療進度表（附錄一）

附錄一　注意力缺陷過動症兒童認知行為親子團體治療進度表

節次	日期	時間	課程名稱	備註
第 1 次	月　日	～	修改對孩子的認知歸因（父母團體）	評估一
第 2 次	月　日	～	注意孩子的好行為（父母團體）	
第 3 次	月　日	～	關注兒童計畫（父母團體）	
第 4 次	月　日	～	說明團體與建立規範	
第 5 次	月　日	～	辨識問題——外在線索	
第 6 次	月　日	～	辨識問題——內在線索	
第 7 次	月　日	～	選擇項與後果思考	
第 8 次	月　日	～	評估結果與發明備份計畫	
第 9 次	月　日	～	利用有效計畫	
第 10 次	月　日	～	人際問題解決（觀點轉換訓練）	評估二
第 11 次	月　日	～	人際問題解決（人際問題辨識）	
第 12 次	月　日	～	人際問題解決（大家樂計畫）	
第 13 次	月　日	～	憤怒挫折管理（辨識生理與認知線索）	
第 14 次	月　日	～	憤怒挫折管理（辨識問題狀況與使用冷靜方法）	
第 15 次	月　日	～	憤怒挫折管理（中度情境壓力練習）	
第 16 次	月　日	～	憤怒挫折管理（在不同情境當中，進行回顧與做練習）	
第 17 次	月　日	～	不努力管理（檢視努力與不努力辨識）	
第 18 次	月　日	～	不努力管理（利用努力試試看計畫）	
第 19 次	月　日	～	負向想法與感受管理（負向想法辨識）	
第 20 次	月　日	～	負向想法與感受管理（利用恢復自信的方法）	
第 21 次	月　日	～	方案回顧	評估三
第 22 次	月　日	～	成果分享	

註：在備註中有「評估」之當週，即需請老師協助填寫評估表。

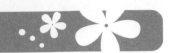

親愛的老師你好：

　　貴學生 ＿＿＿＿＿＿＿＿＿ 將於 ＿＿＿ 月 ＿＿＿ 日開始參加為期半年的「注意力缺陷過動症認知行為親子團體治療」，本治療方案是針對國小二到五年級的過動症兒童所設計，目的在藉由認知行為的訓練方式增進兒童面對及處理問題的能力。方案主要是教導兒童利用「問題解決方法」來處理其平常所遭遇到的問題。方案設計特別針對幾個兒童經常遇到的問題情境：人際問題解決、憤怒挫折管理、不努力管理、負向想法感受管理等部分，有關課程詳細內容請參考附錄二。

　　由於兒童在學校的時間相當長，有關兒童的特殊問題老師是最能及時掌握的。因此在這長達半年的訓練期間，我們極需要老師的協助與幫忙，除了多鼓勵兒童在面對問題時提醒他們運用在方案訓練中學習到的「問題解決方法」外，也煩請你填寫評估量表，以讓我們能清楚知道兒童在學校的表現，以及訓練方案對其有幫助及較無幫助的部分，以及時修正對兒童的訓練方案。有關方案課程進度及評估時間請參閱附錄一。

　　由於本方案中有一部分是處理有關兒童的不努力，即訓練兒童如何利用有效的方法提醒自己在課業上專注努力。因此我們需要請老師提供兒童上學期的成績單做為比較的基準線，以檢視兒童是否有利用方案訓練技巧，並實際展現於課業表現上。

　　謝謝你的合作，也歡迎你來電指教！

　　祝　祈安

辦公室電話：＿＿＿＿＿＿＿＿

研 究 助 理：＿＿＿＿＿＿＿＿

黃惠玲教授　敬上

附錄二 問題解決方法

問題解決方法主要包括了五個步驟：

步驟 1

停！什麼問題？
遇到問題的時候，先停下來看看，
是發生了什麼問題。

步驟 2

有哪些方法？
了解問題後，先想看看，
可以有哪些方法來解決？盡量多想幾個解決方法。

步驟 3

哪一個方法最好？
想想看是哪一個解決方法最好。

步驟 4

做做看！
選一個覺得最好的方法來執行，用它來處理問題。

步驟 5

行得通嗎？
執行完了後，看看是不是有得到好的結果。
下次可以有更好的方法來解決嗎？

在第四次團體中教導兒童上述之問題解決方法，並在未來所有課程中不斷的練習執行。此問題解決方法是利用認知行為技巧中的「自我對話」，讓兒童在面對問題的時候能先停下來檢視問題情境，利用自我教導與對話的方式，選擇一個最恰當的解決方法，並在執行後加以評估其方法的合宜性。

在第五次與第六次團體中分別教導兒童辨識內外在線索。有關外在線索包括了環境中所提供的危險訊息，以及他人所提供的訊號，例如聲調、說話內容、表情與姿勢等。教導兒童學習辨識他人的外在線索之目的，是為了教導兒童學習敏銳地去觀察他人的情緒反應，以助於其了解他人的感受與情緒，有效的降低人際衝突。關於內在線索則是教導兒童學習辨識自身的情緒反應，並在覺察

情緒的時候練習自我放鬆，以降低其自身負面情緒對於問題解決的不良影響。

　　第七次的團體則是教導兒童練習思考不同的問題解決方式，並同時考慮到後果，最後再選擇一個最適當的解決方法。第八次團體則是訓練兒童對於問題解決方法做結果評估，並思考備份解決計畫，即當其所想出的解決方法無效或無法執行時，如何思考另一備份的解決方案。第九次的團體是教導兒童練習利用有效計畫來解決問題。

　　第十至十二次的團體主要是針對人際問題的解決，包括了教導兒童如何轉換他人的觀點來看問題，如何正確的辨識人際問題，以及如何選擇一個大家都能接受的解決方法（大家樂計畫）。

　　第十三至十六次團體是針對憤怒挫折管理。第十三次的課程先教導兒童自我辨識有關憤怒的線索，包括了生理上的線索與認知上的線索等，讓兒童學習正確區辨自己的憤怒與挫折情緒。第十四次的團體則是教導兒童在正確辨識出自己的憤怒挫折情緒後，練習利用冷靜方法讓自己的情緒緩和下來。第十五與十六次的團體則是加重壓力情境，讓兒童反覆練習辨識自我憤怒挫折情緒，及使用冷靜方法。

　　第十七與十八次團體則教導兒童學習如何有效的自我辨識努力與不努力，並利用「努力試試看計畫」，讓兒童能在做作業時，讓自己能更努力的投入。這兩個課程是特別針對兒童的學業而設計的，老師可以在兒童上過此兩個課程後，多在課堂中鼓勵兒童利用此技巧。

　　第十九與二十次團體是處理兒童的負向想法，首先教導兒童如何區辨自己的負向想法，再接著訓練兒童利用「恢復自信的方法」，以另一較合理的問題歸因方式，來處理兒童對自己的負向想法。

　　第二十一與二十二次團體則是對整個方案進行一個完整的回顧與複習。

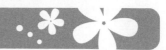

5 流程

主題

說明對 ADHD 不適當的歸因與想法。

目的

1. 說明歸因與情緒的關係。

2. 修正不適當的歸因。

3. 教導父母如何改善不適當的歸因。

時間	內容	說明
20 分鐘	介紹團體與相互認識	1. 說明團體進行方式。 2. 團體成員介紹。 3. 簡介團體規範。
10 分鐘	說明 ADHD 症狀	利用生活中實際的例子,說明 ADHD 的主要症狀表現。
20 分鐘	不適應行為的認知行為反應模式	請父母說明當孩子有不良行為時的情緒與想法。
15 分鐘	適應行為的認知行為反應模式	1. 說明情緒與想法間的關聯。 2. 說明不良歸因的影響並改以適當的歸因來面對孩子。 3. 教導父母有效修改歸因的方法步驟。
25 分鐘	利用認知行為治療模式解決問題	說明如何利用作業練習有效歸因。
20 分鐘 (不計入團體時間)	個別輔導時間	讓父母自由發問,針對於方案或疾病的疑惑。

作業

練習良好歸因,特別是面對孩子出狀況的時候。

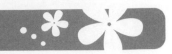

6 課程內容

20 分鐘 形成團體、促進團體凝聚力，說明規範

1. 說明團體目的是改善父母對孩子不適應行為的歸因。

2. 說明團體的進行方式是按照認知行為治療法，請父母舉出實際生活中的例子，治療師與父母共同思考問題與找出解決方法。

3. 團體成員自我介紹，團體工作人員介紹，相互認識。

4. 說明簡單的團體規範（團體進行時間、日期與進度、請假等事宜）。團體規範製作成海報，每次團體開始，治療師帶領團體成員一起讀一次。

5. 發治療課程進度表，並說明如有特殊狀況會有變動，補課程方式由大家一起決定。

6. 請家長簽署錄影同意書，目的是治療師接受督導之用，不做成教學錄影帶、研究用途或公開播放，督導完就會銷毀。

7. 請家長簽署老師評量同意書，目的是了解孩子在各種情境與場合的改善狀況，如果狀況惡化，治療師會單獨與父母、老師會談。

10 分鐘 具體界定孩子不適應行為的問題情境

發父母手冊，針對「注意力缺陷過動症的症狀表現」做說明。

20 分鐘 請父母舉例，與父母共同思考不適應行為的認知行為反應模式

1. 分別請父母說明孩子帶給父母最困擾的不適應行為是什麼，舉最常發生且最近發生的例子（協同治療師寫在白板或壁報紙上）。

2. 分別請父母說明孩子帶給父母最困擾的不適應行為時，父母自己當時的情緒、感覺或生理反應是什麼。將這些情緒、感覺或生理反應分別寫下（協同治療師寫在白板或壁報紙上）。

3. 分別請父母說明孩子帶給父母最困擾的不適應行為時，是什麼想法讓父母產生當時的情緒、感覺或生理反應（協同治療師寫在白板或壁報紙上）。

4. 分別請父母說明孩子帶給父母最困擾的不適應行為時，父母的想法讓父母產生當時的情緒、感覺或生理反應，緊接著父母出現什麼對待孩子的行為後果（協同治療師寫在白板或壁報紙上）。

5. 分別請父母說明父母對待孩子的行為後果，孩子行為的改善程度為何，有達到父母的期待嗎（協同治療師寫在白板或壁報紙上）？

15 分鐘 說明適應行為的認知行為反應模式

利用父母提出的例子，教導父母如何在面對問題情境時，對孩子與自己的想法做適應的修改。步驟為（p. 19～21）：

1. 了解「情緒與想法歸因的關聯」。
2. 了解「情緒與想法歸因關聯圖示」。
3. 了解「常見的不良歸因與想法」。
4. 了解「如何修正不適應的歸因想法」。
5. 了解「停下來覺察情緒」。
6. 了解「檢視當時的想法」。
7. 了解「修正不適應的歸因想法」。
8. 了解「如何用適應的歸因想法」。

25 分鐘 以父母舉的例子，帶領父母共同思考如何利用認知行為治療模式解決問題

1. 分別請父母說明對孩子帶給父母最困擾的不適應行為，如何改變為適應性想法（協同治療師寫在白板或壁報紙上）。

2. 分別請父母說明孩子帶給父母最困擾的不適應行為時，父母改變為適應想法後，預期自己當時的情緒、感覺或生理反應會有何改變。將這些情緒、感覺或生理反應的改變分別寫下（協同治療師寫在白板或壁報紙上）。

3. 分別請父母說明孩子帶給父母最困擾的不適應行為時，當父母改變為適應的想法，並讓情緒、感覺或生理反應平靜下來後，預期父母對待孩子的行為後果會有什麼改變（協同治療師寫在白板或壁報紙上）。

4. 分別請父母說明當父母對待孩子的行為後果改變時，預期孩子行為的改善程度是否會增加，是否更容易達到父母的期待呢（協同治療師寫在白板或壁報紙上）？

5. 父母手冊 ── 作業練習。

6. 發家庭作業。

20 分鐘　個別輔導時間（不計入團體時間）

需個別輔導談話的父母可利用此時間找個案管理員協助，或由個案管理員安排。

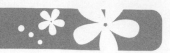
✳ 注意力缺陷過動症的症狀表現

注意力缺陷過動症主要包含過動、注意力缺陷與衝動，這些症狀在日常生活中的表現如下。

過動

1. 除了看喜歡的卡通、故事書或玩自己喜歡的玩具以外，沒有一刻是好好坐著的。
2. 動來動去，或在沙發上爬上爬下。
3. 跳來跳去，不管有沒有危險。

注意力缺陷

1. 不管拉破嗓子或用吼的，孩子卻似乎總是聽而不見。
2. 經常不能完成父母要求他去做的事，或必須不斷的提醒方能完成。
3. 坐著讀書或寫作業，不到三十分鐘即以任何藉口要求離開（如上廁所、喝水等）。

衝動

1. 等不及別人把話說完，就急著插話。
2. 不能等待輪流（如玩遊戲或玩具）。
3. 想到什麼就直接去做，完全沒考慮到後果。

✳ 情緒與想法歸因的關聯

為了有效管教孩子的行為，父母一定會有情緒波動。如果情緒波動大，干擾理智，往往得不到有效的管教結果。為什麼會情緒波動過大呢？往往是父母

不自覺的內在想法作祟。

　　當我們面對孩子因症狀所造成的行為問題時，常常會出現一些較負面的情緒反應，以至於無法以有效的方式來處理問題。若當我們出現負面情緒的時候，停下來檢視當時的想法，會發現有很多想法都是負面的。是的，負面的想法歸因會導致負面的情緒；相反的，適應的歸因想法則不會引起負面情緒，並有助於冷靜的面對問題與解決〔參考情緒與想法歸因關聯圖示（一）〕。

❊ 常見的不良歸因與想法

　　當孩子出現問題時，我們往往會有的負面歸因想法，包括有：

1. 這個孩子怎麼這麼不乖？
2. 他為什麼不能跟其他的孩子一樣聽話？
3. 他根本就是故意的！
4. 我對這個孩子實在沒轍了！
5. 沒有更好的方法來處理這個孩子的問題了！
6. 除了吃藥，應該沒有其他的法子了！
7. 我真是個失敗的父母！
8. 這個孩子會這樣都是我的錯！

❊ 如何修正不適應的歸因想法

停下來覺察情緒

　　在面對孩子的問題情境時，父母可以試著覺察自己的情緒，當發現自己對孩子說話的聲調與強度都開始增高、命令的次數增多、開始感覺到不耐煩或生氣等，這都表示父母已因孩子的行為而產生負面的情緒。在這個時候父母不妨先停下來，檢視自己的想法為何〔參考情緒與想法歸因關聯圖式（二）〕。

檢視當時的想法

發覺情緒後先停下來，檢視自己當時的想法為何。並思考這樣的想法對問題是否有幫助。提醒自己，是否願意讓不佳的情緒影響對孩子的問題處理。

修正不適應的歸因想法

覺察情緒與想法後，試著以較合宜的歸因與想法，讓自己的情緒緩和後，再重新面對孩子的問題並做處理。

✳ 如何用適應的歸因想法

不適應的歸因想法	適應的歸因想法
這個孩子怎麼這麼不乖？	很多事情不是這個孩子能夠控制的。
他根本就是故意的！	他其實也不是故意，這些都是症狀造成的。
我對這個孩子實在沒轍了！	應該有其他的方法來解決，我該再試看看。
除了吃藥，應該沒有其他的法子了！	吃藥只是治療計畫的一個部分，而非「答案」。
這個孩子是有「缺陷」的。	我該接受孩子真實的樣子。其實他也有很多優點的。
這個孩子什麼都做不好。	我應該著重孩子的優點，別只看他的缺點。
我真是個失敗的父母！	這個孩子比起其他孩子是更具挑戰的。
這個孩子會這樣都是我的錯！	誰都不知道孩子會出問題。

✳ 作業練習

現在我們已經知道了感受與想法間的關聯性，在這一個星期中，我們可以試著當面對孩子的問題情境而引發負面情緒時，去辨識當時的想法及其合理性，並思考和取代以較合宜的想法，之後再感受看看是否能讓自己的情緒較為緩和，更能理性的面對孩子的問題。

每天晚上花十五至二十分鐘挑一件事做記錄,以練習情緒的辨識,修正對孩子症狀行為的不適應歸因,並學習觀察行為結果。

你用心做作業,治療才會有成效。光只有上上課,成效是不大的。

你的用心,是孩子的福氣,也是全家的福氣。

✽✽ 作業練習範例

日期	11/3
孩子出現不適應行為的困擾情境	叫小華去洗澡很多次,他卻仍一直盯著電視看,好像都沒聽到!
父母當時的情緒、感覺或生理反應	覺得很生氣,每天都要為這種事心煩,真是煩死了。有時還會氣得心跳加快或臉紅或握緊拳頭。
父母當時的不適應想法	小華為什麼不能像別的孩子一樣聽話? 我真是個失敗的媽媽。
父母修正為適應想法	小華的注意力本來就有問題,我這樣叫他,他當然不會聽到。 我不是個失敗的父母,我只是需要學習適合小華這種孩子的教養方式。
父母修正為適應想法後的情緒、感覺或生理反應	感覺輕鬆多了!沒什麼好生氣惱怒的! 可以較平靜的面對並處理小華的問題了。
預期自己與孩子的行為結果	我過去擋住電視,跟小華協商。他答應先洗澡再看電視,他很快洗完澡。 下次,我也用同樣方式解決問題,久而久之,孩子與我都養成好習慣,關係也改善了。

✳ 情緒與想法歸因關聯圖示(一)

歸因模式	不當的歸因模式	合宜的歸因模式
問題情境	小華又在沙發上跳上跳下,怎麼叫都不聽。	小華又在沙發上跳上跳下,怎麼叫都不聽。
想法歸因	小華為什麼不能像別的孩子一樣好好坐著?我真失敗!	小華會跳來跳去也不是故意的,過動本來就是症狀之一。
情緒	感覺很生氣、憤怒、無助,覺得自己沒能力好好管教小孩。	知道這是由於症狀所造成,感覺就沒那麼生氣了。
行為結果	生氣的處罰小華,結果小華又哭又鬧,下次還是一樣再發生。	可以平心靜氣的與小華練習用問題解決五步驟來處理。

情緒與想法歸因關聯圖示(二)

歸因模式	不當的歸因模式	合宜的歸因模式
問題情境	小華又在沙發上跳上跳下,怎麼叫都不聽。	小華又在沙發上跳上跳下,怎麼叫都不聽。
想法歸因	小華為什麼不能像別的孩子一樣好好坐著?我真失敗!	小華會跳來跳去也不是故意的,過動本來就是症狀之一。
情緒	感覺很生氣、憤怒、無助,覺得自己沒能力好好管教小孩。	知道這是由於症狀所造成,感覺就沒那麼生氣了。
行為結果	生氣的處罰小華,結果小華又哭又鬧,下次還是一樣再發生。	可以平心靜氣的與小華練習用問題解決五步驟來處理。

切入

改變想法

檢視想法

情緒轉變

行為改變

自我覺察情緒

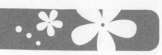
姓名					
孩子出現不適應行為的困擾情境					
父母當時的情緒、感覺或生理反應					
父母當時的不適應想法					
自己出現對待孩子的行為結果					
孩子改善行為結果的程度					
父母修正為適應想法					
父母修正為適應想法後的情緒、感覺或生理反應					
預期自己的行為結果					
預期孩子的行為結果					

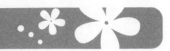
面對孩子不適應行為問題情境之情緒辨識與適應歸因練習記錄

兒童姓名：＿＿＿＿＿＿＿

日期	月　日（　）	月　日（　）	月　日（　）
孩子出現不適應行為的困擾情境			
父母當時的情緒、感覺或生理反應			
父母當時的不適應想法			
父母修正為適應想法			
父母修正為適應想法後的情緒、感覺或生理反應			
預期自己與孩子的行為結果			

PART
2

第二次父母團體

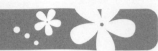

1 流程

主題

注意孩子的好行為。

目的

1. 教導父母關注孩子的好行為。
2. 利用特別時間（親子單獨相處時間）練習注意孩子的好行為。

時間	內容	說明
15 分鐘	上週作業討論 複習團體規範	與父母討論上週作業執行情況、執行心得及是否遇到困難。
15 分鐘	說明學習注意力技巧的理由	1. 討論注意力品質的重要性。 2. 引申討論父母如何注意孩子。
40 分鐘	說明本週課程目標	1. 改善父母給孩子的注意品質，並藉此改善親子關係。 2. 讓父母學會區辨性的注意正向行為而忽略負向行為。 3. 讓父母說說對此方法的反應與看法。 4. 討論如何安排特別時間。
10 分鐘	家庭作業	1. 每天在特別時間練習注意技巧。 2. 記錄特別時間裡父母的作為與孩子的反應。
10 分鐘	討論	針對課程中不理解的部分提出問題並討論。
20 分鐘 （不計入團體時間）	個別輔導時間	讓父母針對於方案或疾病的疑惑自由發問。

作業

特別時間練習作業。

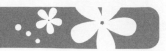

2 課程內容

10 分鐘 開始團體

1. 收家庭作業。
2. 對好的家庭作業給予回饋：誰寫得好，好在哪裡。

5 分鐘 複習團體規範

15 分鐘 說明「特別時間」的目的與如何進行

發父母手冊，說明內容。

15 分鐘 十五至二十分鐘的親子單獨相處時間（特別時間）

1. 請每位父母提一個每天可撥出十五至二十分鐘親子單獨相處的時段（寫在白板或壁報紙上）。
2. 請父母說明這個時段自己最常會遭遇的困難，及可能排除困難的方法（寫在白板或壁報紙上）。
3. 請父母說明這個時段孩子最常會遭遇的困難，及可能排除困難的方法（寫在白板或壁報紙上）。

15 分鐘 特別時間的遊戲活動

1. 請每位父母站在孩子的立場（假如我是他／她），想一想孩子會喜歡哪些遊戲活動（寫在白板或壁報紙上）。
2. 請每位父母想一想孩子在這個特別時間裡，會出現哪些父母喜歡的遊戲活動行為，又會出現哪些父母不喜歡的遊戲活動行為（寫在白板或壁報紙上）。

10 分鐘 增加好的遊戲活動行為與減少不好的遊戲活動行為

1. 請每位父母想一想如何以口語與非口語的讚美增加好的遊戲活動行為（寫在白板或壁報紙上）。
2. 請每位父母想一想如何處理（以轉頭忽視或停止特別時間方式）不好的遊戲活動行為（寫在白板或壁報紙上）。

10 分鐘 家庭作業

1. 每天在特別時間練習注意的技巧。
2. 記錄特別時間裡孩子的遊戲活動內容，孩子的遊戲活動行為及父母的稱讚行為或忽視、暫停特別時間的反應。

10 分鐘 討論

針對課程中不理解的部分提出問題並討論。

20 分鐘 個別輔導時間（不計入團體時間）

1. 未交家庭作業者。
2. 有特殊個別問題者。

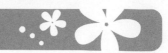

　　這次團體設計有兩個目的：第一個目的是透過遊戲的方式促進親子關係，讓父母和孩子有比以前更多的正向互動，第二個目的是要讓父母學習在遊戲時間中，如何去注意孩子的良好行為。為了學會這個部分，首先需要練習的技巧是「**付出注意的技巧**」。之後會讓父母了解如何去使用這種新的「注意」技巧以增加孩子服從命令的行為，也增加其他的良好行為。練習「注意孩子的遊戲行為」，進行的相關事項如下：

1. 每天選一個**特別時間，單獨和孩子在一起**。每天撥出**十五至二十分鐘**來和孩子共度這個特別時間。

2. 在這個特別的遊戲時間中，**其他孩子不能加入**！當你和孩子在玩時，請讓你的配偶去照顧其他的孩子，或者選一個其他孩子不會打擾的時間。

3. 特別時間快到時，只要和孩子說：「我們一起玩的特別時間到了，你想做什麼？」在合理的範圍內，讓孩子去選擇他自己想玩的活動，不管玩哪一種活動都可以；**但要注意，這個時間並不是用來看電視，父母不可干涉或指導孩子要玩的遊戲，讓孩子去選擇自己想玩的活動是很重要的**，這樣孩子才會開始相信父母真正對他想做的事有興趣，而不是只想掌控遊戲，然後把遊戲變成父母想做的事。

4. **放輕鬆**！先觀察你的孩子一段時間，看他在做什麼，然後在適當的時候加入他的活動中。在你覺得不舒服、很忙碌，或有事情必須要馬上離開家去辦的時候，不要嘗試進行特別的遊戲時間，因為你將會被這些事情給分了心，且對孩子的注意力品質會變得非常差！

5. 在看了孩子的遊戲後，請你只是**觀察及欣賞**孩子所做的。若你的孩子喜歡你口頭描述他的遊戲內容，請你開始大聲說出孩子玩的內容，就像體育播報員在轉播球賽一樣，必須要用很興奮、有動作的樣子來描述，不要用單調、平板的聲音。但有些孩子會覺得這樣干擾了他們的活動。因此，父母必須自行判斷使用多少描述最適當。

6. **不要問問題，也不要下命令！**這是非常重要的。你要盡可能避免在孩子玩的時候問任何問題，因為這是不必要的，而且會妨礙到孩子的遊戲。假如你不確定你的孩子正在做些什麼，這時才可以問他（即便問也要像在聊天一樣），除此之外，避免去問任何問題。孩子在玩的時候，不要給予任何意見與指示，也不要嘗試教導孩子任何事情，因為這是一段屬於孩子的特別時間，**讓孩子放鬆並享受你的陪伴**，而不是讓你去教孩子要怎麼玩或控制他怎麼遊戲。

7. **常常給孩子正向的句子**，當孩子出現你喜歡的遊戲行為，請給予讚美、贊同或正面的回饋，而且必須要是正確且誠實地，不可過度諂媚。例如「我喜歡我們這樣一起安靜的玩」、「我很享受我們在一起的特別時間」、「看！多棒啊！你已經完成……了」這些都是屬於正向、鼓勵性的句子（假如你需要幫助來想一想這樣的句子，請見 p. 33、34）。

8. 假如你的孩子開始出現你不喜歡的不適應行為，只要轉開你的身體，並看著別處一會兒；假使這些不適應的行為一直持續下去，那麼你就可以告訴你的孩子：「特別遊戲時間結束」，並離開房間。告訴你的孩子，當他的行為變好時，你就會再跟他一起玩。假如你的孩子在玩的時候不停的搗亂、破壞或咒罵，就以你平常的處理方式去管教你的孩子，我們將會在往後的課程中教你正確且有效的管教方式。

9. 每位父母要花十五至二十分鐘的特別遊戲時間與孩子在一起。在剛開始的第一週，試著每天執行，或一週至少做五次。隔一週後，試著進行每週三至四次的特別時間。你最好無限期的持續這種特別遊戲時間。

這個課程讀起來容易，但是不容易做！

在剛開始的一些遊戲時間中，許多父母會犯下的錯誤，通常是給予太多的意見及問題，或沒有給孩子足夠的正向回饋！對於這樣的錯誤，父母可以不用太過擔心，只要下次再更努力改善你對孩子的「注意」技巧就可以了。當你對

問題孩子的注意技巧改善了，你也可以對家中其他的孩子實行這種特別的遊戲時間。

非語言的讚美方式

擁抱

拍拍孩子的頭或肩膀

親密的摸摸孩子的頭髮

環臂環抱孩子

微笑

小小的親吻

比出大姆指的好棒手勢

眨眼

語言的讚美方式

我喜歡你……

當你……時，真好！

你真的是大孩子了，因為你……

你這麼做……，實在是太好了！

做得好！

這樣真好！

好棒！

厲害！

了不起！真是太棒了！

哇！你……表示你真的長大了！

你知道嗎？你以前都還不會做……，現在會了，表示你已經長大了喔！

好漂亮！

哇！

我一定要告訴媽媽／爸爸，你做了……真不錯！

當你做……的時候，我感到很驕傲。

我很高興，我們一起做……哇！

讚美孩子的注意事項

1. 稱讚要立即給予，不要遲疑！

2. 稱讚一定要針對你喜歡的良好行為。

3. 不要有反擊式的恭維，例如：「你把房間清理好了，為什麼你以前不這麼做呢？」

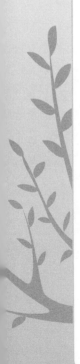

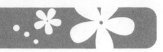

姓名			
時段			
父母的困難及排除方法			
孩子的困難及排除方法			
孩子會選的遊戲			
喜歡／不喜歡的遊戲行為			
口語／非口語的讚美			
處理不喜歡的遊戲行為			

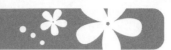

5　特別時間記錄表

兒童姓名：＿＿＿＿＿＿＿＿

日期	月　日（　）	月　日（　）	月　日（　）
時間			
遊戲活動內容			
孩子的遊戲行為			
父母的稱讚行為或忽視、暫停特別時間反應			
孩子的反應			

PART

3

第三次父母團體

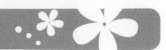

1 流程

1. 說明父母的角色與功能。
2. 關注兒童計畫。

目的

1. 說明父母的角色與功能。
2. 依據認知行為技巧,介紹父母另一種處理兒童行為問題的方法。
3. 介紹「停,想一想及利用計畫」,及使用計畫記錄。
4. 訓練父母有效增進兒童在家中使用**自我教導技巧**來處理問題。

時間	內容	說明
15 分鐘	上週作業討論 複習團體規範	與父母討論上週作業執行情況、執行心得及是否遇到困難。
5 分鐘	說明父母角色與功能	說明父母在團體中扮演的角色與注意事項。
10 分鐘	問題解決五步驟	教導說明問題解決的五個步驟。
40 分鐘	討論與練習	1. 與父母討論孩子的問題情境。 2. 請父母練習如何以五步驟來幫孩子解決問題。
10 分鐘	作業	1. 教導父母如何做作業記錄。 2. 教導父母如何利用作業卡有效監控兒童在學校練習技巧的情況。
10 分鐘	個別輔導時間	無法在團體中處理的個別性問題,以個別晤談方式進行。

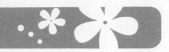

2 課程內容

10 分鐘 **開始團體**

請父母說明上週作業練習情況是否遇到困難,以及有何心得。

5 分鐘 **複習團體規範**

唸團體規範。

5 分鐘 **提醒父母的角色及功能**

發父母手冊,說明父母的角色及功能。

10 分鐘 **說明問題解決五步驟**

1. 利用父母手冊向父母說明問題解決五步驟:

    (1)停!什麼問題?

    在兒童遇到問題的時候,先停下來看看發生了什麼問題,對問題情境加以辨識。

    (2)有哪些方法?

    請兒童針對問題情境想想看有沒有什麼解決的方法。

    (3)哪一個方法最好?

    請兒童針對想出來的方法思考,想想看哪一個方法最好?

    (4)做做看!

    請兒童針對問題情境思考後,所選擇的方法去執行看看。

    (5)行得通嗎?

    在解決方法執行後,教導兒童評估看看計畫的有效與否。

2. 以父母手冊中的例子說明問題解決五步驟。

40 分鐘 以父母生活中的實際例子討論問題解決五步驟

1. 請父母思考有哪些問題情境可以用問題解決五步驟。將父母所提出的問題情境列在白板上。

2. 請父母針對所提出的問題情境，練習用問題解決五步驟來解決，分別對五個細節步驟思考。

   (1)「停，什麼問題？」：包括外在危險性，觀察對方的語調、說的話、臉部表情及身體姿勢等，具體界定問題。

   (2)「有哪些方法？」：先請父母敘述曾經使用過的解決問題方法，再邀請其他父母提供別的方法。

   (3)「哪一個方法最好？」：用快樂臉、不快樂臉及平平臉的方式，讓父母推測每一個解決方法的父母與孩子狀況。

   (4)「做做看！」：用父母曾用過的失敗例子說明不成功的問題解決狀況。

   (5)「行得通嗎？」：改用其他更好的問題解決的方法。

3. 請父母提出可以提醒自己使用問題解決五步驟的方法，也請其他父母給意見。

4. 與父母討論以何種方法在家中提醒孩子在遇到問題時，利用問題解決五步驟來處理（協同治療師寫在白板或壁報紙上）。

10 分鐘 家庭作業

1. 教導父母在未來如何利用**問題解決五步驟作業練習記錄表**，協助兒童在家中練習用問題解決五步驟來處理所遇到的問題。

2. 教導父母如何每天與孩子討論**問題解決五步驟作業練習記錄表**，了解孩子在學校運用解決問題技巧的情況。以及如何有效協助孩子修改執行錯

誤的地方，適當的給予孩子鼓勵及讚美。

10 分鐘 **個別輔導時間**

　　需個別輔導談話的父母可利用此時間找個案管理員協助，或由個案管理員安排。

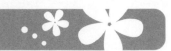

父母的角色與功能：團體中請父母配合的事項

1. 不要在課堂中與孩子講一些無關課程的話，以免干擾孩子的學習。

2. 在課堂中孩子的行為問題是由治療師來處理，請父母不要介入。

3. 請父母不要上課時盯著孩子是否得到點數，因為團體是採取有時給有時不給的策略，以便讓孩子能夠發展出自動與自發性。

4. 父母需要協助孩子的作業，例如與孩子討論家庭作業，以便讓課程中學習到的技巧融入日常生活中。

在未來的十九次課程中，主要是教導孩子在面對問題情境時，利用**問題解決五步驟**來有效解決問題，而整個課程架構也都環繞在此。在團體進行的同時，父母最重要的工作是當孩子面對問題情境的時候，以示範或提醒的方式，教導孩子利用**問題解決五步驟**去處理解決。所以父母必須先熟記了解**問題解決五步驟**的技巧，現在就讓我們一起來了解並熟記**問題解決五步驟**。

問題解決五步驟

1. 停！什麼問題？

   遇到問題的時候，先停下來，看看是發生了什麼問題。

2. 有哪些方法？

   知道發生什麼問題後，想想看有哪些解決的方法。

3. 哪一個方法最好？

   把所有想到的方法看一遍，看看哪一個方法最好，選一個最好的解決方法。

4. 做做看！

   依所選的方法來做做看。

5. 行得通嗎？

　　做完後再看看，這個方法行得通嗎？下次再有同樣的問題，有沒有更好的解決方法。

【範例】

　　小華坐在電視前面看電視，媽媽走過來並對他說：「小華！把電視關起來，快去寫功課了！」小華沒有回應媽媽的話，眼睛直盯著電視看。過了一會兒，媽媽說：「快起來啊！怎麼動也不動的坐著？」於是小華回了一聲：「喔！」不過眼睛還是盯著電視看。媽媽看了一下小華並提高聲調說：「要我說幾遍你才聽得懂？」

問題解決五步驟範例：

1. 停！什麼問題？

　　媽媽要小華去寫功課，喊了他很多次，可是小華一直盯著電視看，沒把媽媽的話聽進去。

2. 有哪些方法？

　　(1)用很兇的口氣對小華威脅：「你再不進去寫功課，我就要處罰你了。」

　　(2)每次都讓我這樣生氣，不管他了，讓他去學校被老師處罰。

　　(3)直接把小華抓進去寫功課。

　　(4)向前把電視關掉，或用身體把電視擋住後，與小華討論，讓他再看十分鐘就去寫功課。

　　(5)向前把電視關掉，或用身體把電視擋住後，與小華討論，節目看完了就去寫功課，可是明天就要減少看電視的時間。

　　(6)把電視關起來，不讓小華看。

3. 哪一個方法最好？

　　與小華討論，讓他再看十分鐘就去寫功課。

4. 做做看！

　　向前把電視關掉，跟小華討論說：「媽媽知道你很想看電視，可是你該寫功課了，媽媽讓你再看十分鐘就去寫功課喔！」說完再把電視打開。

5. 行得通嗎？

　　媽媽與小華好好的討論後，小華覺得這樣可以，多看十分鐘後就去寫功課了。我選的這個方法真是不錯。

有什麼情況可以使用問題解決五步驟？

　　現在我們對問題解決五步驟都清楚了解了，再來讓我們一同想想，有哪些情境可以讓孩子練習使用問題解決五步驟？如何應用？

想想看，在家中如何提醒孩子利用問題解決五步驟？

　　想想看，有什麼方式可以提醒孩子遇到問題的時候，利用問題解決五步驟來處理。如：在家中明顯的地方貼一張問題解決五步驟的海報。

作業記錄

　　由於**問題解決五步驟**內容概念與步驟對孩子而言都是一個全新的技巧，唯有透過不斷的練習應用，孩子才會將技巧熟記，並在問題出現的時候自然而然的將技巧拿出來使用。因此除了方案中的技巧教導，**家庭作業的練習是整個方案中最重要的部分，它絕對會影響整個方案的有效與否**。而在這當中，父母也扮演了重要的監督角色。當孩子放學回家，父母必須每天與孩子討論其在學校的情況，檢查孩子問題解決五步驟作業練習記錄表，並與其討論使用五步驟的細節狀況。合不合宜？是否有效？可不可以有更好的方法？記得在孩子遇到挫

折時多鼓勵孩子，請他再試試看，如：「你會利用問題解決五步驟來解決問題，真的很棒了！雖然過程（或結果）不太順利，但是你已經很努力了！我們一起來討論看看下次要怎麼做會更好！」而當孩子執行良好時，也要給予正向明確的讚美，如：「你已經會利用問題解決五步驟來解決問題，做得很好喔！你真棒！」

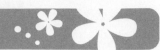

4 白板表

姓名			
問題描述			
停！什麼問題？			
有哪些方法？			
哪一個方法最好？			
做做看！			
行得通嗎？			
提醒孩子的方法			

5　問題解決五步驟作業練習記錄表 ❋

兒童姓名：＿＿＿＿＿＿＿＿

日期	月　日（　）	月　日（　）	月　　日（　）
問題描述			
步驟一： 停！什麼問題？			
步驟二： 有哪些方法？			
步驟三： 哪一個方法最好？			
步驟四： 做做看！			
步驟五： 行得通嗎？			
提醒孩子的方法			

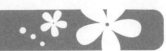

6　訓練專心的方法

1. 面向說話的人（老師或同學）。

2. 眼睛看著說話的人。

3. 要保持微笑。

4. 聽懂了要點頭微笑。

　　請父母每天上學前提醒孩子做到專心方法四步驟，也請父母每天放學後問問孩子有沒有做專心方法四步驟，如果孩子說有，給孩子口頭稱讚。如果孩子說沒有，請父母跟孩子一起討論問題，檢討改進方法。也可以問孩子，在班上誰最專心，誰功課好，請孩子天天觀察這位同學的專心方法，問孩子這位同學是如何專心的。請記得每天上學前跟孩子提醒，放學後討論與檢討，持續一個月。一個月後，開始降低天數，一週提醒降為三天，然後降為兩天，然後降為一天，最後二至四週提醒一次，接著好幾個月再連續提醒幾天。別忘了提醒時，小朋友做得好一定要給予口頭稱讚與微笑，不可以給物質獎賞，以銜接老師的社會性增強。

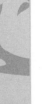

PART

4

第一次兒童團體

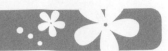

1　流程

主題

1. 介紹團體方案。

2. 說明團體規範。

3. 訓練自我教導方法。

4. 教導使用簡單放鬆技巧。

目的

1. 了解參與團體的目的。

2. 說明團體規範。

3. 說明自我教導方法及放鬆技巧的使用。

時間	內容	說明
5 分鐘	介紹團體	說明團體進行方式。
20 分鐘	形成團體	1. 團體成員自我介紹。 2. 設定團體規範。 3. 設定目標行為。
20 分鐘	問題解決五步驟	1. 教導五步驟：(1)停！什麼問題？(2)有哪些方法？(3)哪一個方法最好？(4)做做看！(5)行得通嗎？ 2. 舉例練習五步驟。
5 分鐘	本週作業	交代作業。
5 分鐘	休息時間	休息與上廁所時間。
10 分鐘	放鬆訓練	教導放鬆技巧。
15 分鐘	今日之星與遊戲	選出今日之星、遊戲時間。
20 分鐘（不計入團體時間）	個別輔導時間	團體治療中無法處理的個別問題，以個別晤談方式進行。

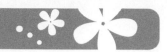

2　課程內容

5分鐘　**簡介團體**

簡介團體課程，向兒童說明將有固定的時間來學習「提醒自己的話」，以幫助我們未來在面對許多問題的時候，可以有效的去解決與處理。

20分鐘　**自我介紹、團體規範、目標行為設定**

1. 團體成員相互介紹，以及在團體中互相稱呼的方式。
2. 說明團體規範。
3. 說明每次課程中兒童要自己訂「目標行為」，讓自己在每次的課堂中有好的行為表現或進步的行為表現。
4. 每做到一次「目標行為」就會記一點在白板上，在課程最後選出得到點數最多的兒童，做為當次課程中的「今日之星」，即可享受選擇遊戲的特權。
5. 說明點數會累積，滿 100 點時，可以挑選玩具或文具用品，最快破百點的人，有最先挑選的權利。稱之為「破百獎」。
6. 說明點數累積至結束時，會發給點數最多的人「最大獎」，全勤的人有「全勤獎」，進步的人有「進步獎」。
7. 說明除了「目標行為」外，在本次課程中，問題解決五步驟背得最快最好，舉最多解決方法的人，就可以得到點數，點數最多者，為本次課程的「今日之星」。

20分鐘　**問題解決五步驟、舉例練習**

1. 發兒童手冊，教導問題解決五步驟。
   (1)停！什麼問題？
   　　遇到問題的時候，先停下來看看，是發生了什麼問題。

(2)有哪些方法？

　了解問題後，先想看看，可以有哪些方法來解決？盡量多想幾個解決方法。

(3)哪一個方法最好？

　想想看是哪一個解決方法最好。用快樂臉、不快樂臉及平平臉的方式，讓小朋友推測每一個解決方法的雙方狀況。這個方法大家都喜歡嗎？或覺得最好的方法？

(4)做做看！

　請小朋友想一想，如果用一個不好的方法會怎麼樣？

(5)行得通嗎？

　改選一個大家都喜歡或覺得最好的方法來執行，用它來處理問題看看是否有效？執行完畢後，看看是不是有得到好的結果。下次可以有更好的方法來解決嗎？

2. 請兒童背誦一次，把問題解決五步驟記下來。說明以後每次課程中都會用到。

3. 舉例練習（例如：教室的燈泡壞掉了），請每一個兒童想一個方法，以及哪一個方法最好。

5 分鐘　本週作業

1. 說明本週作業練習。請兒童寫下遇到的問題，以及如何做處理。
2. 放鬆練習的作業記錄格式。

5 分鐘　休息時間

休息與上廁所時間。

10 分鐘 **放鬆訓練**

1. 教導放鬆技巧。

2. 請小朋友把放鬆技巧記下來，往後每次課程中都會用到。

3. 教導兒童在遇到自己情緒比較激動的時候，也可以使用放鬆技巧。

15 分鐘 **選出今日之星，進行遊戲治療**

計算點數，選出今日之星，進行遊戲，回饋點數。

20 分鐘 **個別輔導時間（不計入團體時間）**

團體治療中無法處理的個別問題，以個別晤談方式進行。

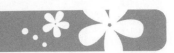

　　小朋友，我們大家在未來半年間，每週三晚上都要一起來學習提醒自己的話，這可以幫助我們解決很多在家裡或學校中遇到的問題喔！我們把這些提醒自己的話叫做「問題解決五步驟」，讓我們一起來看看吧！

問題解決五步驟

1. 停！什麼問題？

   在遇到問題與困難的時候，先停下來看一看，周遭有沒有危險？有什麼人？發生了什麼事？

2. 有哪些方法？

   知道了是什麼問題，動動腦想想看，有什麼方法可以解決？

3. 哪一個方法最好？

   這麼多方法中，一個一個去想，每一個方法大家都喜歡嗎？從你想到的許多方法中，選一個大家都喜歡你也覺得最好的方法。

4. 做做看！

   試著用你選出來覺得最好的方法，去解決這個問題。

5. 行得通嗎？

   做完後看一看，是否有得到好的結果？想想看下次遇到同樣的事情，有沒有更好的解決方法？

　　小朋友，把解決問題的五個步驟記下來，以後遇到任何的問題與困難，要記得用問題解決五步驟來解決喔！

4　白板表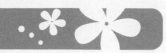

姓名						
步驟一：停！什麼問題？	教室的燈泡壞掉了！					
步驟二：有哪些方法？						
步驟三：哪一個方法最好？	自己					
	對方					
步驟四：做做看！						
步驟五：行得通嗎？						

Part 4　第一次兒童團體 ｜ 055

5 問題解決五步驟作業練習記錄表

兒童姓名：＿＿＿＿＿＿＿

日期	月　　日（　）	月　　日（　）	月　　日（　）
問題描述			
步驟一：停！什麼問題？			
步驟二：有哪些方法？			
步驟三：哪一個方法最好？			
步驟四：做做看！			
步驟五：行得通嗎？			
如何提醒使用問題解決五步驟？			

056 | ADHD 兒童認知行為親子團體治療 ❤ 專業人員手冊 ❤

6 提醒孩子使用問題解決五步驟的方法

提醒孩子使用問題解決五步驟的方法

1. 製作問題解決五步驟的海報貼在家裡明顯的地方。

2. 製作問題解決五步驟的小卡片讓孩子隨身攜帶。

3. 製作問題解決五步驟的小標語貼在孩子日常物品上，如鉛筆盒、書包……等等。

4. 經常口頭提醒。

5. 用手勢的方式提醒。

小卡片正面

問題解決五步驟

1. 停！什麼問題？

2. 有哪些方法？

3. 哪一個方法最好？

4. 做做看！

5. 行得通嗎？

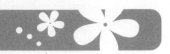

7 自律訓練

　　每一個人找一個位子坐好，把身體的重量平均分配在與地板的接觸面上，我們開始做放鬆訓練，請你按照我所說的去做，並在心裡面跟著我唸，然後按照我所說的去做。

> 第一週：A
> 第二週：A＋B（B 的暗示）
> 第三週：A×5＋B×5＋C（B 的暗示不唸，唸 C 的）

A.「我很安靜，我很輕鬆」十次

B.「我的右手很沉重」

　　A（5 次）+B（5 次）+A（1 次）+B（5 次）+A（5 次）

　　暗示：請你想像右手提著一籃很重很重的東西。

C.「我的左手很沉重」

　　A（5 次）+C（5 次）+A（1 次）+C（5 次）+A（1 次）+B（5 次）+A（5 次）

　　暗示：請你想像左手提著一籃很重很重的東西。

D.「我的雙手很沉重」

　　A（5 次）+D（5 次）+A（1 次）+D（5 次）+A（5 次）

E.「我的額頭很清涼」

　　A（5 次）+D（5 次）+A（1 次）+D（5 次）+A（1 次）+E（5 次）+A（5 次）+E（5 次）+A（5 次）

　　暗示：請你想像一陣涼風吹過你的額頭。

F.「我的心跳很規律」

　　A（5 次）+D（5 次）+A（1 次）+E（5 次）+A（1 次）+E（5 次）+A（1 次）+E（5 次）+A（1 次）+F（5 次）+A（5 次）

G.「我的呼吸很平穩」

唸兩次後說：如果你覺得呼吸受到影響，請不要管它，請按照我說的做。

A（5次）+D（5次）+A（1次）+E（5次）+A（1次）+F（5次）+A（1次）+F（5次）+A（1次）+G（5次）+A（1次）+G（5次）+A（5次）

H.「我的肚子很溫暖」

暗示：請你想像喝下一杯溫溫的開水。

A（5次）+D（5次）+A（1次）+E（5次）+A（1次）+F（5次）+A（1次）+G（5次）+A（1次）+G（5次）+A（1次）+H（5次）+A（1次）+H（5次）+A（5次）

I.「我的雙腳很沉重」

A（5次）+D（5次）+A（1次）+E（5次）+A（1次）+F（5次）+A（1次）+G（5次）+A（1次）+H（5次）+A（1次）+H（5次）+A（1次）+I（5次）+A（5次）

J. 完成的整套式

A（5次）+D（5次）+A（1次）+E（5次）+A（1次）+F（5次）+A（1次）+G（5次）+A（1次）+H（5次）+A（1次）+I（5次）+A（5次）

自我的暗示句：我很安靜，我很輕鬆。

放鬆練習的注意事項

1. 請選一個安靜舒服且不會被打擾的地方，並事先提醒家人，在進行放鬆練習時不要打擾你與孩子。

2. 請把燈光調暗，不要太亮。

3. 在做放鬆練習時，身體會因為輕鬆舒服而整個毛細孔都會張開，為了避免著涼，注意選擇的場所要避免有風。

4. 每天由媽媽帶領孩子一起做一次，許多孩子喜歡選在睡前做，可幫助睡眠。

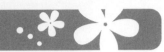

8 放鬆練習記錄表

兒童姓名：＿＿＿＿＿＿＿

日期	時間	執行內容	成效評估	
		A B C D E F G H I J	執行前	執行後
		A B C D E F G H I J	1 2 3 4 5 6 7 8 9 10	1 2 3 4 5 6 7 8 9 10
		A B C D E F G H I J	1 2 3 4 5 6 7 8 9 10	1 2 3 4 5 6 7 8 9 10
		A B C D E F G H I J	1 2 3 4 5 6 7 8 9 10	1 2 3 4 5 6 7 8 9 10
		A B C D E F G H I J	1 2 3 4 5 6 7 8 9 10	1 2 3 4 5 6 7 8 9 10
		A B C D E F G H I J	1 2 3 4 5 6 7 8 9 10	1 2 3 4 5 6 7 8 9 10
		A B C D E F G H I J	1 2 3 4 5 6 7 8 9 10	1 2 3 4 5 6 7 8 9 10
		A B C D E F G H I J	1 2 3 4 5 6 7 8 9 10	1 2 3 4 5 6 7 8 9 10

執行內容

A. 我很安靜，我很輕鬆

B. 我的右手很沉重

C. 我的左手很沉重

D. 我的雙手很沉重

E. 我的呼吸很平穩

F. 我的心跳很規律

G. 我的額頭很清涼

H. 我的肚子很溫暖

I. 我的雙腳很沉重

J. 完成的整套式

評分標準（放鬆程度）

1　2　3　4　5　6　7　8　9　10

最緊繃 ←——————————————→ 最放鬆

註：媽媽每天帶著孩子做一次放鬆訓練，並記錄放鬆程度。整個參與團體期間，媽媽都需要持之以恆的帶領孩子一起做。

PART

5

第二次兒童團體

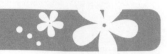

1　流程

主題

辨識問題──外在線索。

目的

幫助兒童在辨識問題存在時,能夠警覺注意到外在與環境的有關線索。

時間	內容	說明
5 分鐘	check in	討論上週家庭作業、技巧練習情況與使用情境。
5 分鐘	訂定目標	訂定此次團體中的目標行為。
5 分鐘	複習五步驟	提醒團體規範,練習五步驟。
15 分鐘	辨識問題的重要性	討論問題辨識的重要性。
10 分鐘	討論外在線索	以兒童的例子教導兒童認識外在線索。
15 分鐘	討論別人所提供的線索	角色扮演教導孩子注意臉部表情、身體姿勢、語調、字眼等所提供的訊息。
5 分鐘	本週作業	交代作業。
5 分鐘	休息時間	休息與上廁所時間。
5 分鐘	放鬆練習	練習放鬆技巧。
15 分鐘	今日之星與遊戲	選出今日之星、遊戲時間。
20 分鐘(不計入團體時間)	個別輔導時間	團體治療中無法處理的個別問題,以個別晤談方式進行。

作業

1. 觀察環境中的危險警告標誌,並將其寫下或畫下。
2. 五步驟練習記錄,特別針對與人際衝突有關事件。

2 課程內容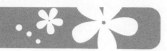

5分鐘

　　檢查上週作業記錄，並與孩子討論技巧練習的執行情境及狀況，順不順利？是否有遇到困難？如何解決？〔家庭作業給點數：七天（3點），四至六天（2點），一至三天（1點）。放鬆訓練作業給點數：四至七天（2點），一至三天（1點）。〕

5分鐘 目標行為

　　訂定本次課程中的目標行為，條列在白板上。

5分鐘 複習

1. 複習團體規範。
2. 複習問題解決五步驟。

15分鐘 兒童手冊

1. 說明本週及下週的課程重點將放置於「辨識問題」上。在遇到問題的時候，首先要停下來看看發生了什麼事，才能想出好的解決方法。跟孩子強調，辨識問題是所有解決問題方法最重要部分，如果個人連問題的存在都無法辨識，更遑論去解決問題了。
2. 教導孩子了解什麼是環境的線索，以交通號誌為例子，如：紅燈的標誌。
3. 說明為什麼了解別人的線索很重要，包括可以清楚辨別別人現在的情緒狀態，讓我們更能與別人做良好的互動。
4. 教導說明有關人的外在線索。特別是針對於人際互動之中的問題情境，包括人的臉部表情、身體的姿勢、說話的語調及所用的字眼等，其所代

表的隱藏意義為何？例如：握緊拳頭、臉泛青筋、說話很大聲、口氣很兇等，表示在生氣了。

10 分鐘　如何找出問題

1. 請每位小朋友舉一個問題的例子，並說明為什麼出問題（協同治療師將小朋友說的內容記錄在白板上正確的格子內）。
2. 請小朋友說自己當時的解決方法（條列白板上）。
3. 討論有哪些解決方法（請其他小朋友提供意見）及哪一個解決方法最好（條列白板上）。

15 分鐘　角色扮演

1. 請每位小朋友邀請別的小朋友做角色扮演。
2. 先演出問題的情況，接著演當時的解決方法，再演最好的解決方法。

5 分鐘　本週作業

1. 說明本週作業。請兒童回家練習觀察記錄在人際互動的問題情境中，別人所提供的線索，特別注意臉部表情、身體姿勢、語調與字眼。兒童可以簡單的記錄在每日線索辨識記錄表中，回家後與家長討論。
2. 鼓勵兒童在技巧練習中可以試著使用問題解決五步驟，剛開始可能效果不好，但可以盡量試試看。

5 分鐘　休息與上廁所時間

5 分鐘　放鬆訓練

練習放鬆技巧。

15分鐘 選出今日之星，進行遊戲治療

結算點數，選出**今日之星**，給予讚美並請今日之星決定今日的遊戲。

20分鐘 個別輔導時間（不計入團體時間）

團體治療中無法處理的個別問題，以個別晤談方式進行。

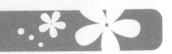

小朋友，我們在問題解決五步驟的步驟一，「停！什麼問題？」中，最重要的是要做**觀察**的動作，觀察可以分兩個部分喔！一種是觀察外界的部分，另一種是觀察自己的部分，我們這週要練習的就是觀察外界的部分。

如何觀察外界

觀察外界也分為兩種，一種是觀察環境的線索，另一種是觀察別人的線索。

1. **觀察環境的線索**。要注意看看有沒有危險的線索，像是有沒有危險的東西（例如飛過來的球），或危險的號誌（例如綠燈變成紅燈了）等。

2. **觀察別人的線索**。注意看看對方，包括：

   (1) 表情：看看對方的表情是什麼，生氣了還是微笑著。

   (2) 身體姿勢：看看對方的身體姿勢，是很輕鬆的樣子，還是握著拳頭要打人了。

   (3) 語調：聽聽看對方的聲音，是很高昂的還是輕聲細語的。

   (4) 字眼：注意對方說的話，內容是什麼？

小朋友，我們在這一週，試著在遇到問題的時候，先觀察環境與別人線索並記錄下來。當我們可以仔細的把這些線索觀察清楚了，我們就可以想出很有效的解決問題方法喔！

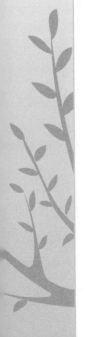

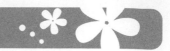

❋ 本週課程重點

1. 辨識問題。
2. 認識外在線索。

❋ 課程說明

本週的課程重點在於教導孩子正確的辨識問題（即問題解決五步驟中的第一步：停！什麼問題？）。在課程中教導孩子，當他在遇到問題的時候，首先必須要做的就是先停下來，看看到底是發生了什麼事。而辨識問題也是所有解決問題方法的最重要部分。

辨識問題中，能正確的辨識外界線索是一個很重要的技巧，外界線索包括環境與他人。課程中教導孩子先看看外界四周有無危險物品或號誌，再看看別人的情緒狀況，訓練孩子察言觀色的能力。也就是說，教導孩子能在人際互動當中正確的辨識他人所提供的線索，包括了幾個類別：臉部表情、身體姿勢、說話的語調以及字眼。例如當一個人臉部表情很僵硬，看起來不太和善，就表示他可能是在生氣了。

❋ 作業練習

每日外在線索辨識記錄表

孩子本週會有一份「**每日外界線索辨識記錄表**」，讓他每天帶在身上（包括上學），在問題或特殊事件發生的時候，讓孩子練習記錄外界線索，包括環境有無危險，如何辨識他人所提供的線索。孩子使用的記錄表是簡單的格式，只要寫下幾個字，或甚至是用畫圖的就可以了。

爸爸／媽媽每天要做的事，是每天選一個時間與孩子討論他的「每日外界

線索辨識記錄表」。在討論的過程中，當孩子有好的表現，如：遇到問題會停下來看發生了什麼事、會想解決的方法等，馬上要給孩子立即且明確的讚美與鼓勵。若孩子還不太能用五步驟來處理問題也沒關係，鼓勵及提醒孩子，下次可以試著利用課程中學到的技巧來處理問題。

在課程中教導的技巧，需透過爸爸／媽媽細心的監督孩子實地練習運用，方能達到最大的功效。在作業的部分，爸爸／媽媽可能必須花滿多的時間與心力，但相信在我們一同努力的情況下，對孩子的幫助會最大。

爸爸／媽媽加油喔！

每日外在線索辨識記錄表範例

日期	發生了什麼事	環境線索	他人線索			
		危險線索	他的表情	他的身體姿勢	他說話的語調	他說了什麼
12月10日	• 在哪裡：教室裡 • 有誰：我、小明 • 怎麼了：我擋到小明的路，小明罵我	他朝我衝過來	☹			討厭啦！

5　白板表

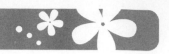

姓名					
問題情境					
外界部分	環境線索	危險物體			
		危險號誌			
	他人線索	表情			
		身體姿勢			
		語調			
		字眼			
哪一一個方法最好？					
做做看！					
行得通嗎？					

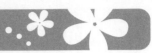

6 每日外在線索辨識記錄表

兒童姓名：＿＿＿＿＿＿＿＿

日期	發生了什麼事	環境線索	他人線索			
		危險線索	他的表情	他的身體姿勢	他說話的語調	他說了什麼
12月10日	在哪裡：教室裡 有誰：我、小明 怎麼了：我擋到小明的路，小明罵我	他朝我衝過來（或是桌子、椅子、牆壁）。	☹		↗	討厭啦！
月 日（ ）	在哪裡： 有誰： 怎麼了：					
月 日（ ）	在哪裡： 有誰： 怎麼了：					
月 日（ ）	在哪裡： 有誰： 怎麼了：					

第三次兒童團體

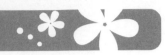

主題

辨識問題——內在線索。

目的

幫助兒童覺察與辨識內在（如認知性、情緒性與生理性反應）線索，提升辨識問題情境。

時間	內容	說明
5 分鐘	check in	討論上週家庭作業、技巧練習情況與使用情境。
5 分鐘	訂定目標	訂定此次團體中的目標行為，提醒團體規範。
20 分鐘	複習：問題辨識——外在線索	外在線索：辨識人際問題四種訊息（複習第二次活動腳本）。
20 分鐘	討論內在線索	介紹個人**身體反應與行為表現、感覺、想法**，在問題解決中扮演的角色。
5 分鐘	本週作業	交代作業。
5 分鐘	休息時間	休息與上廁所時間。
7 分鐘	放鬆練習	練習放鬆技巧。
13 分鐘	今日之星與遊戲	選出今日之星、遊戲時間。
10 分鐘	個別輔導時間	無法在團體中處理的個別性問題，以個別晤談方式進行。

作業

練習辨識內在線索並記錄，特別針對人際問題情境。

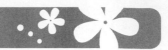

2　課程內容

5分鐘　檢查上週作業記錄，給點數

1. 作業記錄表：六至七天（3 點），三至五天（2 點），一至二天（1 點）。
2. 放鬆訓練：四至七天（2 點），一至三天（1 點）。

5分鐘　目標行為與團體規範

1. 訂定本次課程中的目標行為，條列在白板上。
2. 複習團體規範。

20分鐘　複習上週的課程內容

1. 複習問題解決五步驟。
2. 複習問題情境有關他人所提供的外在線索，包括了身體姿勢、臉部表情、聲調、字眼等所提供的訊息。
3. 補充表情辨識部分，「高興」、「生氣」、「難過」、「害怕」（四種基本情緒卡，治療師抽四位小朋友姓名，發給情緒卡，請被抽中的小朋友表演情緒卡上的情緒，由其他小朋友猜表演的是什麼情緒，猜對了，表演者與猜對者都加 1 點）。

20分鐘　舉生活中的實際例子，分析如何觀察對方與自己（本週課程）

1. 發兒童手冊與「常見的身體反應」，治療師帶領小朋友一起讀一遍。
2. 選擇黑板上的生活例子進行內在線索討論，並利用問題解決五步驟來處理問題（協同治療師寫在白板上）。

5分鐘 本週作業

交代本週作業，在問題情境中去辨識並記錄他人所提供的外在線索，及個人當時的內在線索。

5分鐘 休息時間

休息與上廁所時間。

7分鐘 放鬆訓練

練習放鬆技巧。

13分鐘 選出今日之星，進行遊戲治療

結算點數，選出**今日之星**，給予讚美並請**今日之星**決定今日的遊戲。

10分鐘 個別輔導時間

無法在團體中處理的個別性問題，以個別晤談方式進行。

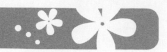
上個星期我們學習了觀察外界的時候，要注意有沒有危險的東西、危險的號誌，還要觀察對方的表情、身體姿勢、語調及字眼。這個星期我們學習的是觀察自己的線索。有一句成語說：「知己知彼，百戰百勝」。「知彼」就是上個星期學習的觀察對方的線索（表情、身體姿勢、語調及字眼）。「知己」，就是這個星期學習的觀察自己的線索。請用心學習如何觀察對方，也用心學習如何觀察自己，那麼你每次都會勝利喔！

✳ 如何觀察自己的線索

自己的線索是存在於自己身體內在的線索，包括自己的身體反應與行為表現、感覺或情緒以及想法等。

身體反應與行為表現

我們的身體在不同的時候都會有不同的反應喔！而且這些反應都代表著我們有不同的情緒，例如在生氣的時候，我們會覺得頭熱熱脹脹的、臉部發紅；在害怕的時候，我們會身體發抖；在緊張的時候，我們的肌肉會有點緊繃。

感覺

我們遇到任何一件事時，都會有不同的感覺或情緒喔！所以試著在面對事情或問題時，先停下來觀察自己的感覺或情緒是什麼，是高興、生氣、難過，還是覺得害怕等。

想法

　　遇到事情或困難時，我們也都會有不同的想法喔！例如同學搶我的東西，有時我們會想成這個同學要欺負我，有時我們會想成這個同學要找我玩。下次遇到事情與困難時，停下來先觀察自己的想法是什麼。

　　小朋友，能夠在遇到事情的時候正確的觀察出自己的內在線索是很重要的喔！當你能仔細的了解自己後，你就能想出有效的解決問題方法！

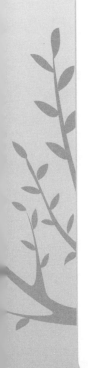

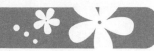

高興

生氣

難過

害怕

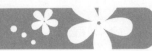

5 常見的身體反應

1. 心跳變快
2. 呼吸變快
3. 流汗變多
4. 流淚
5. 臉部顏色變紅、變熱
6. 肌肉變緊張
7. 發抖
8. 聲音變大聲、變尖銳
9. 胃覺得不舒服
10. 噁心
11. 想嘔吐

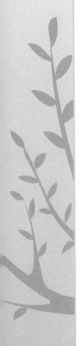

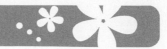

6 父母手冊

✳✳ 本週課程重點

認識內在線索。

✳✳ 課程說明

本週的課程重點是教導孩子認識個人的**內在線索**。當我們在面對問題的情境時，有時候也會出現情緒反應，而當個人出現負面的情緒時，往往會影響我們思考解決方法及執行計畫的能力。因此認識了解內在線索的目的，在於讓孩子能清楚的辨識自己的情緒，並提醒自己已經出現不好的情緒反應，可以讓自己冷靜，或離開問題現場。內在線索包括了幾個部分：身體反應與行為表現、感覺或情緒、想法。

✳✳ 作業練習

每日線索辨識記錄表

孩子本週會有一份「**每日觀察別人與觀察自己記錄表**」（包括內在線索及外在線索），讓他每天帶在身上（包括上學）。在問題情境中，孩子除了需複習上週所教導的外在線索辨識外，也要練習本週的課程重點，練習辨識及記錄他個人的內在線索。孩子使用的記錄表是簡單的格式，只要寫下幾個字，或甚至是用畫圖的就可以了。

爸爸／媽媽每天要做的事，是每天選一個時間以輕鬆愉快的方式與孩子討論他的「每日觀察別人與觀察自己記錄表」。在討論的過程中，當孩子有好的表現，如：遇到問題會停下來看發生了什麼事、會想解決的方法等等，馬上要給孩子立即且明確的讚美與鼓勵。若孩子還不太能用五步驟來處理問題也沒關係，鼓勵及提醒孩子，下次可以試著利用課程中學到的技巧來處理問題。

在課程中教導的技巧，需透過爸爸／媽媽細心的監督孩子實地練習運用，方能達到最大的功效。在作業的部分，爸爸／媽媽可能必須花滿多的時間與心力，但相信在我們一同努力的情況下，對孩子的幫助會最大。

　　爸爸／媽媽加油喔！

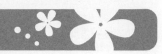

7　白板表

姓名				
問題情境				
外界部分	危險物體			
	表情			
	身體姿勢			
	語調			
	字眼			
自己部分	身體反應與行為表現			
	感覺			
	想法			
有哪些解決方法？				
哪一個方法最好？				
做做看！				
行得通嗎？				

月　日（　）　　　　　　　兒童姓名：＿＿＿＿＿＿＿

發生了什麼事？
在哪裡？
有誰？
怎麼了？

觀察自己		觀察對方	
身體反應與行為表現		表情	
		身體姿勢	
感覺		語調	
想法		他說了什麼話？	

PART 7

第四次兒童團體

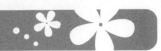

1　流程

主題

選擇項與後果思考。

目的

1. 介紹解決問題多項方法的產生與腦力激盪的概念。
2. 介紹後果思考的概念。

時間	內容	說明
5 分鐘	check in	討論上週家庭作業、技巧練習情況與使用情境。
10 分鐘	訂定目標	訂定此次團體中的目標行為，提醒團體規範。
5 分鐘	腦力激盪練習	利用腦力激盪遊戲，讓兒童理解多項問題思考。
10 分鐘	思考多項解決方法	介紹思考多項解決方法的概念，與其在解決問題時的好處。
5 分鐘	後果思考	教導兒童思考不同解決方法所可能帶來的結果，並選擇能導致最好結果的方法。
20 分鐘	選擇解決方法與後果思考練習	利用腳本讓兒童練習想出不同問題解決方式，並思考其可能後果，以此選擇最好的方法。
5 分鐘	本週作業	交代作業。
5 分鐘	休息時間	休息與上廁所時間。
12 分鐘	放鬆訓練	練習放鬆技巧。
3 分鐘	今日之星與遊戲	選出今日之星、遊戲時間。

作業

問題解決五步驟練習，練習多想幾個問題解決的方法，思考每一項方法的可能後果，並且學習選擇最好的方法。

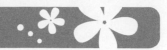

2 課程內容

5 分鐘 檢查上週作業記錄，給點數

1. 檢查上週作業記錄，並與孩子討論技巧練習的執行情境及狀況，順不順利？是否有遇到困難？如何去解決？
2. 作業記錄表：六至七天（3 點），三至五天（2 點），一至二天（1 點）。
3. 放鬆訓練：四至七天（2 點），一至三天（1 點）。

10 分鐘 目標行為與團體規範

1. 訂定本次課程中的目標行為，條列在白板上。
2. 複習團體規範，提醒父母的角色與功能。
3. 說明與複習專心方法。
4. 提醒團體中的媽媽，看看牆壁上的專心方法，請媽媽當專心的模範生。請媽媽減少跟孩子講話的次數，孩子的不專心行為交由治療師來處理。
5. 複習問題解決五步驟。

5 分鐘 練習想多個方法（發兒童手冊）

1. 介紹思考多項解決方法的概念。從「問題解決五步驟」的步驟二引導兒童思考多項解決方法，並說明多種解決問題方法的好處。
2. 利用腦力激盪的方式向兒童說明，思考多種解決方法是一個重要的技巧，不只是用在解決問題上，包括爸爸的工作中也會用到這個技巧。

10 分鐘 練習想多個方法（進行演練）

1. 腦力激盪練習。先利用簡單愚蠢的問題讓兒童練習腦力激盪，例如，練習題一：如何把石頭變成黃金；練習題二：如何讓一隻貓飛起來（白板列出小朋友的答案）。

2. 待兒童都能具創造力的想出很多方法後，再問一般性的問題，如：如何把教室的椅子排好（白板列出小朋友的答案）。

5分鐘　練習想可能的結果（兒童手冊）

1. 向兒童說明每個方法都會帶來不同的結果（也包括了個人的情緒感受等），我們在選擇方法的時候，也要想一想這個方法的結果是什麼。

2. 向兒童說明有一種可能的情況是，事情的結果並非只是單獨個人所導致，有時也會涉及到他人，而且結果很可能不是只有自己一個人所能掌控的。

20分鐘　練習想可能的結果（進行演練）與角色扮演

　　利用範例練習「思考多項解決方法」及「後果項思考」。以範例先讓兒童思考不同的解決方法，再依不同的方法思考其可能的結果。

　　範例一：同學罵我（白板列出每位小朋友提出的方法與結果）。

　　範例二：媽媽要我去寫作業，但我現在還不想去寫（白板列出每位小朋友提出的方法與結果）。

　　範例三：老師上的課很無聊，我現在不想聽（白板列出每位小朋友提出的方法與結果）。

5分鐘　本週作業

　　練習問題解決五步驟時，在每一個想到的方法後面加上可能帶來的結果。

5分鐘　休息時間

　　休息與上廁所時間。

12 分鐘 **放鬆訓練**

練習放鬆技巧。

3 分鐘 **選出今日之星，進行遊戲治療**

結算點數，選出今日之星，給予讚美並請今日之星決定今日的遊戲。

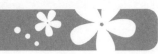

練習想多個方法

我們這週要學習的,是「問題解決五步驟」的步驟二:「有哪些方法?」我們在遇到困難與問題時,首先要觀察了解問題是什麼?也就是我們前兩週所學觀察外界的部分、自己的部分,接著就是要去想想看有什麼方法來解決問題。通常我們在想解決問題的方法時,會盡量想很多的方法,因為想出越多的方法,就越可以從裡面選出結果最好的解決方法。所以我們在這一週開始要練習想更多的解決方法。

練習想可能的結果

小朋友你知道嗎?不同的解決方法會帶來不同的結果喔!包括個人的感覺、情緒及身體反應。當我們選擇解決問題的方法時,就要想一想每個方法的結果(自己與他人的感覺、情緒、及身體反應)。單獨一個人是很難控制事情而得到好結果的,往往需要跟別人一起才能得到好結果。所以當你已經能夠想出很多的方法後,接下來要練習的,就是針對每一個你所想出來的方法,想想看方法可能帶來的結果。然後你才可以從結果的地方來看,並選擇一個結果最好的方法來解決問題。

這星期的練習可能有點困難,因為需要小朋友用力的「動動腦」!包括想很多的解決方法,以及針對你想出來的方法想想看可能的結果是什麼。雖然剛開始練

習┌時ㄕ有ㄧㄡˇ點ㄉㄧㄢˇ困ㄎㄨㄣˋ難ㄋㄢˊ，可ㄎㄜˇ是ㄕˋ練ㄌㄧㄢˋ習┌後ㄏㄡˋ你ㄋㄧˇ會ㄏㄨㄟˋ發ㄈㄚ現ㄒㄧㄢˋ這ㄓㄜˋ個ㄍㄜ˙技ㄐㄧˋ巧ㄑㄧㄠˇ很ㄏㄣˇ有ㄧㄡˇ用ㄩㄥˋ

喔ㄛ！小ㄒㄧㄠˇ朋ㄆㄥˊ友ㄧㄡˇ一ㄧ定ㄉㄧㄥˋ要ㄧㄠˋ試ㄕˋ試ㄕˋ看ㄎㄢˋ，加ㄐㄧㄚ油ㄧㄡˊ喔ㄛ！

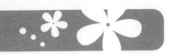

✳✳　本週課程重點

1. 介紹思考多項解決方法概念（思考數個解決方法）。
2. 介紹後果思考概念。

✳✳　課程說明

　　本週課程的重點首先是教導孩子在**問題解決五步驟**的步驟二：**有哪些方法**中，盡量想出很多的解決方法，再從想出的方法中選出一個自己覺得最好的方法。思考多項解決方法的概念，在於讓孩子在面對問題情境時，能利用腦力激盪的方式想出很多的解決方法，增加問題解決的便利性。

　　課程中第二個重點是，當孩子學會想出很多的解決方法後，教導孩子對其想出來的方法做後果思考。也就是讓孩子學會去思考，自己所想出來的解決方法可能會有什麼樣的結果。

　　本週課程的兩個重點都是屬於問題解決五步驟中的第二步驟之延伸，除了讓孩子盡量想出很多方法外，也要教導孩子去思考，自己所想出來的方法結果為何、可不可行及適不適合用來解決問題，進而訓練孩子能用最好的方法來處理解決問題。

✳✳　作業練習

多項解決方法與後果思考記錄表

　　孩子本週會有一份「多項解決方法與後果思考記錄表」（除了先前教導的包括了內外在線索外，還包括了後果思考），讓他每天帶在身上（包括上學）。在問題情境中，孩子一樣要複習辨識線索（包括外在與內在線索），並且在解決方法的部分，要想出兩個以上的解決方法。孩子必須勾選出自己適用哪個方

法來解決問題，並且寫下這個方法可能帶來的結果。孩子使用的記錄表是簡單的格式，只要寫下幾個字，或甚至是用畫圖的就可以了。

　　爸爸／媽媽每天要做的事，是每天選一個時間，以輕鬆愉快的方式與孩子討論他的「**多項解決方法與後果思考記錄表**」。在討論的過程中，當孩子有好的表現，如：在問題情境中能正確的辨識出內外在線索、能夠想出很多的解決方法、能對想出的方法思考可能的結果等等，馬上要給孩子立即且明確的讚美與鼓勵。另外也請爸爸／媽媽檢視孩子在運用問題解決五步驟時，是否正確及是否遇到困難，並協助孩子正確的練習。

　　在課程中教導的技巧，需透過爸爸／媽媽細心的監督孩子實地練習運用，方能達到最大的功效。在作業的部分，爸爸／媽媽可能必須花滿多時間與心力，但相信在我們一同努力的情況下，對孩子的幫助會最大。

　　爸爸／媽媽加油喔！

5　白板表

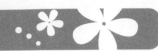

姓　名							
石頭變黃金							
貓飛起來							
教室椅子排好							
同學罵我	方法						
	結果	自己					
		同學					
		父母					
		老師					
不想寫作業	方法						
	結果	自己					
		父母					
		老師					
不想聽老師上課	方法						
	結果	自己					
		父母					
		老師					

6 多項解決方法與後果思考記錄表

月　日（　　）　　　　　　兒童姓名：＿＿＿＿＿＿＿

發生了什麼事？	在哪裡？ 有誰？ 怎麼了？			
觀察對方	他說了什麼話？	語調	身體姿勢	表情
觀察自己	身體反應與行為表現	感覺		想法

有哪些方法？	1.	2.	3.

可能結果	別人	自己	別人	自己	別人	自己
	☺	☺	☺	☺	☺	☺

哪一一個方法最好？

方法1□　方法2□　方法3□　要選大家樂的計畫喔！

PART

8

第五次兒童團體

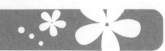

主題

評估結果與發明備份計畫。

目的

1. 說明如何對一特定計畫做結果評估。
2. 溝通對於問題解決的彈性需求。
3. 說明特定選擇或計畫的失敗，並非反映出個體本身的缺失或評估失敗。

時間	內容	說明
5 分鐘	check in	討論上週家庭作業、技巧練習情況與使用情境。
15 分鐘	訂定目標	訂定此次團體中的目標行為，提醒團體規範。
10 分鐘	評估結果	1. 與兒童討論如何知道特定計畫未發揮效用，並說明有些計畫與問題可能也包括了他人。 2. 說明**評估結果**應包含了訊號（內外在線索）。
10 分鐘	備份計畫	1. 說明造成原訂計畫失敗的所有可能原因。 2. 舉例說明備份計畫，並請兒童也舉例其他需要備份計畫的情境。
15 分鐘	角色扮演，思考備份計畫	利用腳本練習，讓兒童練習思考備份計畫。
5 分鐘	本週作業	交代作業。
5 分鐘	休息時間	休息與上廁所時間。
12 分鐘	放鬆訓練	練習放鬆技巧。
13 分鐘	今日之星與遊戲	選出今日之星、遊戲時間。

作業

問題解決五步驟練習，特別針對後果評估與備份計畫。

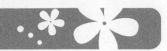

2　課程內容

5分鐘　檢查上週作業記錄，給點數

1. 檢查上週作業記錄，並與孩子討論技巧練習的執行情境及狀況，順不順利？是否有遇到困難？如何去解決？
2. 作業記錄表：六至七天（3點），三至五天（2點），一至二天（1點）。
3. 放鬆訓練：四至七天（2點），一至三天（1點）。

15分鐘　目標行為與團體規範

1. 訂定本次課程中的目標行為，條列在白板上。
2. 複習團體規範。
3. 複習專心方法。
4. 提醒團體中的媽媽，看看牆壁上的專心方法，請媽媽當專心的模範生。請媽媽減少跟孩子講話的次數，孩子的不專心行為交由治療師來處理。
5. 複習問題解決五步驟。
6. 複習內外在線索辨識。

10分鐘　發兒童手冊（一），說明方法結果的評估技巧

1. 向兒童說明可以利用方法執行後所帶來的感受來評估方法的有效與否。方法執行後能有好的感受者，就是一個好的方法。
2. 向兒童說明我們想到的方法中，有時會包含其他的人（例如請爸爸到學校修燈的計畫，就包含爸爸），所以我們需要去辨識他人的感受（說明可以利用辨識外在線索技巧來評估他人的感受）來評估是不是一個好方法。

10 分鐘 發兒童手冊（二），說明備份方法

1. 向兒童說明有時候選出來的方法也可能會無效，即使我們個人是多麼努力用心的選擇與謹慎小心的去執行。

2. 向兒童說明方法失敗的因素很多，如缺乏他人的合作與配合（例如請爸爸到學校修燈，若爸爸很忙無法配合，這個方法就失效了），及外在環境的改變（例如跟媽媽討論說看十分鐘就去寫功課時，突然廚房的湯滾了，媽媽就生氣的說快去寫！）等，這個方法就失效了。

3. 向兒童說明當第一個方法失效時，就可以使用備份方法，如 p. 102，說明過程。

15 分鐘 角色扮演，練習思考備份方法

1. 進行白板表，範例：
   (1)我想玩電動，媽媽要我去寫作業，我不要。
   (2)小明先撞倒我的桌子，我有點生氣。後來小明的橡皮擦掉了，小明以為是我拿走的。

2. 利用角色扮演，讓孩子練習當第一個方法無效時，如何思考備份方法。

5 分鐘 本週作業

本週作業重點：在選擇最好的方法後，利用技巧來評估結果。當第一方法無效時，使用備份方法。

5 分鐘 休息時間

休息與上廁所時間。

12分鐘 放鬆訓練

練習放鬆技巧。

13分鐘 選出今日之星，進行遊戲治療

結算點數，選出今日之星，給予讚美並請今日之星決定今日的遊戲。

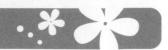
✳ 以自己與別人感受來評估問題解決方法

問題：小明跟我發現教室中的電燈壞掉了。

　　方法一：我與小明一起去報告老師。

　　方法二：我請小明去報告老師。

　　方法三：小明要我去報告老師。

　　方法四：小明和我都不去跟老師說。

最好方法評估表

	我的感受	別人的感受
方法一		
方法二		
方法三		
方法四		

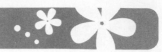

4 兒童手冊（二）

✳ 備份計畫

　　當我們選了一種方法來解決問題時，可能會有不同的結果。例如，用「**方法一：我與小明一起去報告老師**」，可能會有下面的結果喔！

結果評估

	我的感受	別人的感受	結果
第一種情況	☺ 我們兩個一起去	☺ 我們兩個一起去	成功
第二種情況	☹ 我不喜歡小明說他不要去	☺ 小明說他不要去	失敗
第三種情況	☹ 我不想一個人去	☺ 小明叫我去	失敗
第四種情況	☹ 我們還在討論誰去，結果老師問我們為什麼在上課說話	☹ 我們還在討論誰去，結果老師問我們為什麼在上課說話	失敗

　　小朋友注意到了嗎？我們選出來的好方法可能也有「失敗」的時候，因為很多時候事情不是我們能夠掌握的，所以我們覺得是最棒的解決方法，有時候就會行不通了。因此，當我們發現選出來的好方法行不通時，就要記得從其他方法中選擇「備份計畫」，這樣我們解決問題就會「成功」了！

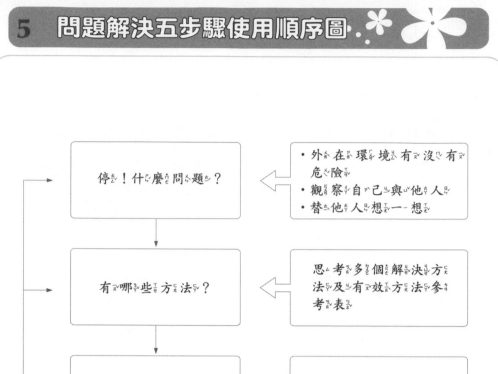

停！什麼問題？

- 外在環境有沒有危險
- 觀察自己與他人
- 替他人想一想

有哪些方法？

思考多個解決方法及有效方法參考表

哪一個方法最好？

後果項思考及選擇最好的方法

做做看！

運用選擇的解決方法

行的通嗎？

自己的感覺與別人的感覺都很好

選擇備份方法

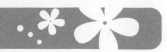

6 父母手冊

1. 教導兒童練習在計畫執行後,對結果做一仔細的評估。
2. 教導兒童備份計畫的概念。

課程說明

本週課程的重點首先教導兒童如何在計畫執行後對結果做仔細的評估,並說明一個好的計畫所必須包含的要素為何,例如:計畫的結果能讓兒童自己感到舒服或讓媽媽覺得高興等等。另外也教導兒童了解在問題解決的情境當中,並非所有會影響問題解決與否的因素,都是兒童一個人所能完全掌控的。因此本節也教導兒童一個概念,即**自己所想出來的計畫(也是自己覺得是最棒的解決方法)有時也是行不通的,且這並不是自己所能控制的。**

所以事實上並不是每次兒童所選擇的計畫都能達到原先預期的目標,進而順利的解決其所遭遇到的問題。本週課程的第二個重點即教導兒童**備份計畫**的概念,也就是**想計畫的同時,再多想一個計畫,當第一個計畫失敗時,馬上使用備份計畫去解決問題。**

本週的兩個重點是屬於問題解決五步驟中的第五步驟之延伸,第五步驟的「行得通嗎?」就是教導兒童要去評估計畫執行的結果有效與否,並在計畫執行失敗時,利用備份計畫。

作業練習

後果項思考與備份計畫記錄表。

孩子本週同樣的會有一本隨身攜帶的記錄表,除了繼續練習先前課程中所教導的線索辨識、後果思考等技巧外,本週的重點放置於在想計畫的同時,再

準備一個備份的計畫。並在計畫執行後，對結果做一評估。

爸爸／媽媽每天要做的事，是每天選一個時間，與孩子討論他的**「後果項思考與備份計畫記錄表」**，在討論的過程中，當孩子有好的表現，如：在問題情境中能正確的辨識出內外在線索、能夠想出很多的解決方法、能對想出的方法思考可能的結果、能對計畫執行後的結果做仔細的評估等等，馬上要給孩子立即且明確的讚美與鼓勵。另外也請爸爸／媽媽檢視孩子在運用問題解決五步驟時，是否正確及是否遇到困難，並協助孩子正確的練習。

在課程中教導的技巧，需透過爸爸／媽媽細心的監督孩子實地練習運用，方能達到最大的功效。在作業的部分，爸爸／媽媽可能必須花滿多時間與心力，但相信在我們一同努力的情況下，對孩子的幫助會最大。

爸爸／媽媽加油喔！

7　白板表

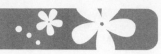

姓名					
媽媽叫我寫作業，我不要	方法				
	結果 自己				
	結果 媽媽				
	結果 老師				
備份計畫	方法				
	結果 自己				
	結果 媽媽				
	結果 老師				
小明橡皮擦擦掉了，以為是我拿走的	方法				
	結果 自己				
	結果 小明				
	結果 老師				
	結果 父母				
備份計畫	方法				
	結果 自己				
	結果 小明				
	結果 老師				
	結果 父母				

8 後果項思考與備份計畫記錄表

月　日（　　）　　　　　　　　兒童姓名：＿＿＿＿＿＿＿

停！什麼問題？	在哪裡？ 有誰？ 怎麼了？			

線索	觀察別人		觀察自己	

有哪些方法？	1.	2.	3.	

結果	老師 ☺	父母 ☺	別人 ☺	自己 ☺	老師 ☺	父母 ☺	別人 ☺	自己 ☺	老師 ☺	父母 ☺	別人 ☺	自己 ☺

哪一一個方法最好？

備份計畫		第一方法	
方法1□　方法2□　方法3□		方法1□　方法2□　方法3□	
行得通嗎？	做做看	行得通嗎？	做做看
行□　不行□	有做□　沒做□	行□　不行□	有做□　沒做□

PART

9

第六次兒童團體

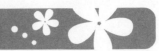

1 流程

主題

利用有效計畫。

目的

教導兒童學習如何執行特定合宜的計畫。

時間	內容	說明
5 分鐘	check in	討論上週家庭作業、技巧練習情況與使用情境。
15 分鐘	訂定目標	訂定此次團體中的目標行為,提醒團體規範。
5 分鐘	說明利用有效計畫	說明本次課程重點在於練習好方法,及問題解決最困難的部分即在於執行所思考出來的計畫。
38 分鐘	練習特定行為	利用角色扮演練習特定行為,包括了:果決行為、表達感受、合作分享、忽略行為或其他團體中小孩所需的適應性行為。
2 分鐘	本週作業	交代作業。
5 分鐘	休息時間	休息與上廁所時間。
12 分鐘	放鬆練習	練習放鬆技巧。
8 分鐘	今日之星與遊戲	選出今日之星、遊戲時間。

作業

問題解決五步驟練習記錄。

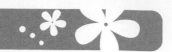

2　課程內容

5 分鐘　檢查上週作業記錄，給點數

1. 檢查上週作業記錄，並與孩子討論技巧練習的執行情境及狀況，順不順利？是否有遇到困難？如何去解決？
2. 作業記錄表：六至七天（3 點），三至五天（2 點），一至二天（1 點）。
3. 放鬆訓練：四至七天（2 點），一至三天（1 點）。

15 分鐘　目標行為與團體規範

1. 訂定本次課程中的目標行為，條列在白板上。
2. 複習團體規範。
3. 複習專心方法。
4. 提醒團體中的媽媽，看看牆壁上的專心方法，請媽媽當專心的模範生。請媽媽減少跟孩子講話的次數，孩子的不專心行為交由治療師來處理。
5. 複習問題解決五步驟。

5 分鐘　使用有效方法

1. 說明本週課程的目的在於使用最好、最有效的方法，並說明問題解決中最難的部分，就是去執行所想出來的方法。例如：兒童可能決定對某個同學的嘲弄採「忽略」為解決的方法，但實際執行後才發現，忽略這個解決方法真的很難執行。
2. 向兒童說明本次課程將練習使用「特別的有效方法」——適應行為。

38 分鐘　練習有效的特別行為

　　包括十一種特別行為，讓兒童利用角色扮演來練習這些行為，以對其往後執行計畫有所幫助，這些行為包括了：堅定的態度、表達感受、合作與分享、

忽略、傾聽、交談、輪流、持續眼神接觸、替對方想一想、內在語言、邀請別人參加。

1. 堅定的態度：說明堅定的意義，即在於獲得你想要的，但並非攻擊。

2. 表達感受：向兒童說明，與他人好好相處最重要的就是要會以適當的方式表達自己的感覺。

3. 合作與分享：向兒童說明，合作與分享是人際問題中最常使用的好方法。

4. 忽略：說明忽略技巧經常是一個有效解決問題的方法，以處理較為困難的人際衝突。

5. 傾聽：與他人互動時，注意聽別人說話，了解別人的意見與想法。

6. 交談：與他人好好用說的。

7. 輪流：一個個按順序排隊，這樣比較公平些，每個人的機會都一樣。

8. 持續眼神接觸：在別人說話時要注視別人，表示對他人的重視與尊重。

9. 替對方想一想：站在別人的角度思考。

10. 內在語言：提醒自己的話。

11. 邀請別人參加：邀請其他人一起參與遊戲或活動。

角色扮演

情境 1：你正在排隊，但有個人來插隊，你不想讓他插隊。

情境 2：你正在看你最喜歡的電視節目，姊姊突然過來把電視關掉。

情境 3：你和同學想玩一個遊戲，可是人數不夠。

情境 4：你和姊姊玩電動玩具，在選角色的時候你和姊姊都想選同一個角色。

情境 5：你坐在教室裡，後面的同學一直踢你的椅子想惹你生氣。

情境 6：有個同學下課時故意一直叫你不喜歡的綽號。

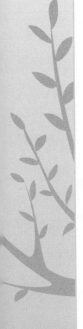

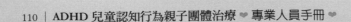

2 分鐘 本週作業

問題解決五步驟執行記錄。

5 分鐘 休息時間

休息與上廁所時間。

12 分鐘 放鬆訓練

練習放鬆技巧。

8 分鐘 選出今日之星，進行遊戲治療

結算點數，選出今日之星，給予讚美並請今日之星決定今日的遊戲。

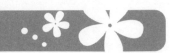

3 有效方法參考表

親愛的小朋友，你會不會在執行問題解決五步驟時，常常為了想有哪些方法而傷腦筋？沒有關係，以下所列出的是一些在日常生活中很有效的解決方法喔！你可以試試看！

1. 堅定的態度	告訴別人你的想法，例如：請你不要插隊。
2. 表達感受	告訴別人你的感受，例如：你這樣做我覺得很生氣。
3. 合作與分享	例如：和同學一起玩球，或和妹妹一起玩電動。
4. 忽略	例如：別人一直踢你的椅子，別理他！或有人叫你的綽號，別理他！
5. 傾聽	注意聽別人說話，看他有什麼意見。
6. 交談	心平氣和的和對方談，比較容易解決問題喔！
7. 輪流	大家別搶，一個一個排隊輪流，公平吧！
8. 持續眼神接觸	表示有在聽別人說話，重視別人，別人會很高興喔！
9. 替對方想一想	例如：他不是故意的，原諒他吧！
10. 內在語言	例如：默唸「我要專心，我要冷靜」。
11. 邀請別人參加	面帶微笑走向對方，誠心、認真的說明，邀請對方加入活動。例如：你可以跟我們一起玩嗎？

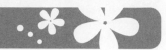

4 父母手冊

✳ 本週課程重點

教導兒童執行計畫技巧，以使計畫有效。

✳ 課程說明

當兒童面對問題，從步驟一：「停！什麼問題？」辨識線索並檢視發生了什麼事，並釐清問題為何。步驟二：「有哪些方法？」在清楚問題後思考有哪些解決方法。步驟三：「哪一個方法最好？」檢視所有的解決方法並考慮其可能後果，選擇一個最好的方法。步驟四：「做做看！」即將所選的方法加以執行。步驟五：「行得通嗎？」在執行解決方法後，利用線索辨識技巧，以評估解決方法執行後是否有效。四週以來我們分別教導兒童問題解決方法的五個步驟之實施技巧，本週將訓練兒童步驟四：「做做看！」中的一些執行技巧。

知難行易，當兒童在釐清問題到思考解決方法並選一個最好的方法執行，**其中最為困難的就是方法執行的部分，也就是步驟四：「做做看！」**例如兒童面對同學的捉弄，選擇了不理他做為處理的方法，可是同學可能還是會繼續捉弄他，其實面對這些情況有一些不錯的方法可以協助兒童去解決這類的困境。本次的課程即針對這類技巧方法，教導並訓練兒童。這類行為技巧包括了：堅定的態度、表達感覺、合作與分享、忽略、傾聽、交談、輪流、持續眼神接觸、替他想一想、內在語言、邀請別人參加等技巧。

✳ 作業練習

問題解決五步驟作業練習記錄表（兒童用）

問題解決五步驟中，每個步驟的實行技巧已全部教導完畢，從本週開始作業的重點，在於當兒童面對問題時，能清楚的利用問題解決五步驟來面對並處

理問題。因此從本週的作業開始，兒童每週都會有一本隨身攜帶的**問題解決五步驟作業練習記錄表**，以記錄他在學校所遭遇的問題與處理方式。

爸爸／媽媽每天要做的事，是每天選一個時間與孩子討論他的**「問題解決五步驟作業練習記錄表」**。在討論的過程中，當孩子有好的表現，如：在問題情境中能正確的辨識出內外在線索、能夠想出很多的解決方法、能對想出的方法思考可能的結果、能對計畫執行後的結果做仔細的評估等等，馬上要**給孩子立即且明確的讚美與鼓勵**。另外也請爸爸／媽媽檢視孩子在運用問題解決五步驟時是否正確及是否遇到困難，並協助孩子正確的練習。

在課程中教導的技巧，需透過爸爸／媽媽細心的監督孩子實地練習運用，方能達到最大的功效。在作業的部分，爸爸／媽媽可能必須花滿多時間與心力，但相信在我們一同努力的情況下，對孩子的幫助會最大。

爸爸／媽媽加油喔！

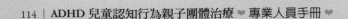

5 自我肯定的訓練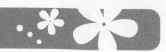

區辨

1. 堅定的人：尊重自己與對方的權益。

2. 被動的人：犧牲自己的權益，尊重對方的權益。

3. 攻擊的人：護衛自己的權益，犧牲對方的權益。

個人權益

1. 自己做決定。

2. 有自己的感受，並表達出來。

3. 有自己的想法、信念及意見，並表達出來。

4. 決定同意或拒絕別人的要求。

5. 健康的、安全的、不被虐待的（身體、情緒或性）。

堅定的原則

1. 只有你能控制自己的行為，別人不行。你能要求別人改變，但是別人有權拒絕。

2. 事先想好脫離困境時，你想要得到什麼。

3. 清楚溝通，特別是說清楚你想要的是什麼。

4. 注意身體語言；避免被動的或攻擊的姿勢。

5. 做堅定行為的時間點很重要，要在心平氣和、頭腦清晰的情況下。

6. 要用「我」陳述，避免用「應該」、「絕不」。

7. 當批評別人時，要批評的是行為，而不是這個人的特質。

8. 使用建設性的回饋：先稱讚優點，再指出問題。

9. 能夠妥協；事先規劃好你願意與不願意妥協的是什麼。

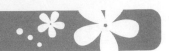

排隊時有人插隊，我不想讓他插隊	（堅定的態度）	角色扮演：
看最喜歡的節目時，弟弟突然把電視關掉	（交談）	角色扮演：
我和同學想玩一個遊戲，可是人數不夠	（邀請別人參加）	角色扮演：
和弟弟玩電動，我們都想選同一個角色	（輪流、合作與分享）	角色扮演：
坐在教室裡，後面同學一直踢我椅子，想惹我生氣	（忽略）	角色扮演：
同學下課一直叫我不喜歡的綽號	（表達感受）	角色扮演：

7 後果項思考與備份計畫記錄表

月　日（　　）　　　　　　　　　　兒童姓名：＿＿＿＿＿＿＿＿

停！什麼問題？	在哪裡？ 有誰？ 怎麼了？			
線索	**觀察別人**		**觀察自己**	
有哪些方法？	1.	2.		3.

結果	老師	父母	別人	自己	老師	父母	別人	自己	老師	父母	別人	自己
	☺	☺	☺	☺	☺	☺	☺	☺	☺	☺	☺	☺

哪一個方法最好？

備份計畫	第一方法
方法1□　方法2□　方法3□	方法1□　方法2□　方法3□

行得通嗎？	做做看	行得通嗎？	做做看
行□　不行□	有做□　沒做□	行□　不行□	有做□　沒做□

第七次兒童團體

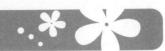

1 流程

主題

人際問題解決（觀點轉換訓練）。

目的

1. 幫助兒童辨識與界定人際衝突。
2. 介紹轉換他人觀點可能性之概念。

時間	內容	說明
5 分鐘	check in	討論上週家庭作業、技巧練習情況與使用情境。
5 分鐘	訂定目標	訂定此次團體中的目標行為，提醒團體規範。
10 分鐘	界定人際問題	1. 說明將教導有關人際問題解決計畫。 2. 請兒童舉例人際問題。 3. 說明何謂人際問題。
20 分鐘	觀點轉換	說明轉換他人觀點概念。
20 分鐘	角色扮演練習	利用角色扮演讓兒童練習轉換他人觀點。
5 分鐘	本週作業	交代作業。
5 分鐘	休息時間	休息與上廁所時間。
12 分鐘	放鬆練習	練習放鬆技巧。
8 分鐘	今日之星與遊戲	選出今日之星、遊戲時間。

作業

1. 轉換他人觀點練習記錄，針對人際問題。
2. 「停！想一想，利用計畫！」練習記錄。

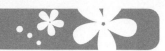

2 課程內容

5 分鐘 ┃ 檢查上週作業記錄，給點數

1. 檢查上週作業記錄，並與孩子討論技巧練習的執行情境及狀況，順不順利？是否有遇到困難？如何去解決？
2. 作業記錄表：六至七天（3點），三至五天（2點），一至二天（1點）。
3. 放鬆訓練：四至七天（2點），一至三天（1點）。

5 分鐘 ┃ 目標行為與團體規範

1. 訂定本次課程中的目標行為，條列在白板上。
2. 複習團體規範。
3. 複習問題解決五步驟。
4. 複習專心方法。

10 分鐘 ┃ 界定人際問題

1. 說明此次課程重點，在學習利用計畫去解決人際的問題。
2. 檢查兒童對「人際衝突」概念的理解。以詢問的方式，請兒童舉例「什麼是人際衝突」，以了解兒童是否了解何謂人際衝突。

20 分鐘 ┃ 說明觀點轉換（轉換他人觀點）的概念

1. 詢問兒童在問題情境中，自己的觀點是否一定比別人的觀點好？或是別人的觀點一定是比自己的好？協助兒童了解辨識，在同樣的問題與事件情境當中，不同人的觀點都是正確的，也沒有誰好誰壞，只是角度不同。
2. 舉例說明：玩「一二三木頭人」的時候，自己覺得沒有亂動，但是當鬼的小朋友卻覺得你動了一下。

3. 舉例說明觀點轉換的重要性，可以幫助更有效的解決問題。說明團體中將會利用「提醒訊號」的方式，讓兒童記得利用觀點轉換，如：**如果我是他的話，我會怎樣，或假裝自己是他。**

4. 協助兒童了解在問題情境中，別人也會有「想法」與「感覺」。

20 分鐘　角色扮演練習

1. 利用兒童舉出的例子練習，並在表演中停下來，討論兒童自己的感覺與想法，再假裝自己是對方，說出對方的感覺與想法。

2. 利用選出的最好方法，再角色扮演一次（若時間足夠的話）。

5 分鐘　本週作業

針對人際衝突的情境描述，分別寫下自己與別人的觀點想法與感覺。

5 分鐘　休息時間

休息與上廁所時間。

12 分鐘　放鬆訓練

練習放鬆技巧。

8 分鐘　選出今日之星，進行遊戲治療

結算點數，選出今日之星，給予讚美並請今日之星決定今日的遊戲。

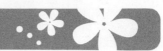

3　兒童手冊（一）

什麼是人際衝突

小朋友，你知道什麼是「人際衝突」嗎？人際衝突指的就是：人與人之間發生了一些問題，大家都有自己的想法，誰也都不想讓誰，因此問題就一直在那裡解決不了。提醒小朋友，遇到人際問題時也可以用問題解決五步驟來解決喔！

站在對方的立場想一想

當遇到人際衝突的時候，每個人都會有自己的想法。因為每個人看問題的角度不一樣，所以每個人的想法也都不一樣，在人際衝突中，如果每個人都堅持自己的想法，那問題就很難解決了。在面對這類的問題時，有一個很不錯的技巧：**站在對方的立場想一想**（替他人想一想），很有用喔！

「站在對方的立場想一想」的意思是，在遇到人際衝突的時候，我們除了很清楚自己的想法外，我們也要試著站在對方的立場，**假裝自己是他**，想想看對方會有什麼樣的想法。當我們了解了對方的想法後，就能很容易想出解決的辦法，而且這個辦法也都會很有效喔！

這個技巧在開始練習的時候可能會有點不習慣，沒關係，努力去試試看，小朋友會發現這真的很有用呢！

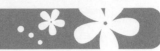

人際衝突內容	有誰	替他人想一想		有哪些解決方法	後果評估		成效
		自己的感覺／想法	對方的感覺／想法		我	別人	
小明看到我，邊笑邊叫我小花貓	小明	感覺：生氣 想法：小明笑我	感覺：有趣 想法：我被激怒了	1. 忽略或不理小明 2. 表達感受（你取笑我，我很生氣） 3. 自我肯定（心平氣和的說請你不要取笑我）	😞 😊 😊	😊😐 😞😐 😊	 好
我先拿到玩具，但弟弟看到也要玩，還說我比他大，所以要讓他先玩	弟弟	感覺：生氣 想法：先拿到應該先玩	感覺：生氣 想法：大的要讓小的	1. 硬搶過來 2. 輪流玩 3. 合作與分享，一起玩	😊 😞😊 😊	😞 😐😊 😊	 好

（續）

人際衝突內容	有誰	替他人想一想		有哪些解決方法	後果評估		成效
		自己的感覺／想法	對方的感覺／想法		我	別人	
媽媽在教我算數學時，要我把寫的像6的0擦掉重寫，但是我不肯	媽媽	感覺：不耐煩 想法：趕快寫完可以趕快出去玩	感覺：生氣 想法：孩子不聽話，反抗我	1. 忽略或不理睬媽媽 2. 服從（擦掉重寫） 3. 堅定的態度（表明希望趕快寫完趕快出去玩）	☺ ☺ 😐 ☺	☹ ☺ ☹ ☺	 好 好
玩「老鷹抓小雞」的遊戲時，小明跟我搶著當老鷹，兩個人互不相讓，爭得臉紅脖子粗（很生氣）	小明	感覺：生氣 想法：我想當老鷹，你幹嘛跟我搶	感覺：生氣 想法：我想當老鷹，你幹嘛跟我搶	1. 不玩了 2. 輪流（行不通） 3. 合作與分享（猜拳決定誰當老鷹，趕快玩）	☹ ☺ ☹ ☺	☹ ☺ 😐 ☺	 好

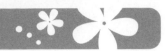
✽✽ 本週課程重點

1. 教導兒童學習辨識並界定何謂人際衝突。
2. 教導兒童了解轉換他人觀點,並如何運用於人際衝突中以助解決問題。

✽✽ 課程說明

　　經過六次的兒童團體,**問題解決五步驟**的運用技巧已教導完畢。本週我們將開始針對幾個兒童日常生活中最常遇到的問題情境,教導並訓練如何去面對與處理。本週開始的主題是**人際問題解決**。

　　人際問題是兒童最常碰到的,可能發生在與父母、手足或同學和朋友之間。課程第一個重點是教導兒童了解什麼是人際衝突,學習如何辨識人際衝突的情境,其次是教導兒童轉換他人觀點之概念。在遇到人際衝突時,兒童由於關注在自己負面的情緒上,而忽略掉他人的感覺與想法,並造成衝突難以解決。因此在了解了人際問題後,兒童必須學會**站在他人的立場來看**,方能有助於思考出有效解決問題的方法。

✽✽ 作業練習

問題解決五步驟記錄

　　問題解決五步驟中的實行技巧已全部教導完畢,本週開始作業的重點,在於當兒童面對問題時,能清楚的利用問題解決五步驟來面對並處理問題。因此從本週的作業開始,兒童每週都會有一本隨身攜帶的**問題解決五步驟作業練習記錄表**,以記錄他在學校所遭遇的問題與處理方式。另外針對本週的課程重點,另外給孩子一張轉換他人觀點記錄,讓兒童學習面對人際衝突時如何站在他人的立場思考解決方法。

爸爸／媽媽每天要做的事，是每天選一個時間與孩子討論他的「**問題解決五步驟作業練習記錄表**」，爸爸／媽媽在檢視兒童的作業時，每一個步驟都必須加以檢查。在討論的過程中，當孩子有好的表現，如：在問題情境中能正確的辨識出內外在線索、能夠想出很多的解決方法、能對想出的方法思考可能的結果、能對計畫執行後的結果做仔細的評估等等，**馬上要給孩子立即且明確的讚美與鼓勵**。另外也請爸爸／媽媽檢視孩子在運用問題解決五步驟時，是否正確及是否遇到困難，並協助孩子正確的練習。

在課程中教導的技巧，需透過爸爸／媽媽細心的監督孩子實地練習運用，方能達到最大的功效。在作業的部分，爸爸／媽媽可能必須花滿多時間與心力，但相信在我們一同努力的情況下，對孩子的幫助會最大。

爸爸／媽媽加油喔！

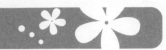

6　白板表

姓名					
人際衝突內容					
有誰					
替他人想一想	自己的感覺／想法				
	對方的感覺／想法				
有哪些解決方法					
後果評估	自己				
	他人				
	父母				
	老師				
成效					

月　日（　　）　　　　　兒童姓名：＿＿＿＿＿＿＿＿

停！什麼問題？	在哪裡？ 有誰？ 怎麼了？		
替他人想一想	自己的感覺／想法 感覺： 想法：		他人的感覺／想法 感覺： 想法：
有哪些方法？	1.	2.	3.

結果	老師	父母	別人	自己	老師	父母	別人	自己	老師	父母	別人	自己
	☺	☺	☺	☺	☺	☺	☺	☺	☺	☺	☺	☺

哪一一個方法最好？

方法1□　方法2□　方法3□　要選大家樂的計畫喔！

做做看！行得通嗎？（請打勾）

行□	不行□

第八次兒童團體

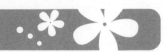

1 流程

主題

人際問題解決（人際問題辨識）。

目的

1. 學習如何監控個人對他人的影響。
2. 了解人際問題的辨識線索。

時間	內容	說明
5 分鐘	check in	討論上週家庭作業、技巧練習情況與使用情境。
10 分鐘	訂定目標	訂定此次團體中的目標行為，提醒團體規範。
15 分鐘	問題辨識遊戲——不適當的他人觀點轉換	1. 說明課程重點。 2. 以示範的方式幫助兒童了解如何「站在對方的立場想一想」。
30 分鐘	角色扮演練習	1. 請兒童舉出發生在兩人間的人際衝突與情境的例子。 2. 讓兒童針對這些例子觀察練習（以他人的觀點思考）。 3. 讓兒童討論他人的想法與感覺。 4. 利用先前的課程概念回顧討論這些結果。
5 分鐘	本週作業	交代作業。
5 分鐘	休息時間	休息與上廁所時間。
10 分鐘	放鬆訓練	練習放鬆技巧。
10 分鐘	今日之星與遊戲	選出今日之星、遊戲時間。

作業

利用線索辨識，分別記下在問題情境中自己與他人的觀點。

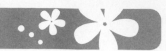

2 課程內容

5 分鐘 檢查上週作業記錄，給點數

1. 檢查上週作業記錄，並與孩子討論技巧練習的執行情境及狀況，順不順利？是否有遇到困難？如何去解決？
2. 作業記錄表：六至七天（3 點），三至五天（2 點），一至二天（1 點）。
3. 放鬆訓練：四至七天（2 點），一至三天（1 點）。

10 分鐘 目標行為與團體規範

1. 訂定本次課程中的目標行為，條列在白板上。
2. 複習團體規範。
3. 複習問題解決五步驟。
4. 複習專心方法。
5. 複習如何觀察對方：表情、身體姿勢、語調、字眼；與觀察自己：身體反應、感覺、想法。

15 分鐘 問題辨識

1. 說明此次課程重點：利用線索辨識技巧，練習轉換他人觀點，以助於人際衝突的解決。
2. 請工作人員表演第七次兒童團體的兒童手冊（二）的例子，幫助兒童了解如何觀察對方的表情、姿勢、語調與字眼，並猜測對方的身體反應、感覺與想法。

30 分鐘 角色扮演練習

利用表演遊戲，讓兒童學習辨識人際問題，並練習轉換他人觀點技巧。

1. 請兒童舉出不同的人際衝突情境，最好是發生在兩個人之間。

2. 請一對兒童表演一種情境，由其他人觀察，分別說出兩個表演的人其個別不同的觀點與想法。

3. 與兒童討論他們是以哪些線索來了解不同表演者個別的想法與感覺。

4. 複習先前教導的線索辨識技巧，特別是與觀點轉換有關（外在線索與內在線索）。

表演的遊戲規則：

1. 以遊戲的方式來進行，自己（主角）舉具體的例子，選一個小朋友當衝突的對象（配角）來演。

2. 演完後，主角說自己的內在線索（身體反應、感覺、想法）。

3. 所有的小朋友說他們看到配角的外在線索（表情、身體姿勢、語調及字眼）。

4. 除了配角外，其餘的小朋友猜配角的內在線索。之後再由配角自己說自己的內在線索。

5. 猜對的小朋友加一點（重複別人的答案亦可加點），表演對的小朋友加一點〔ps.若沒有小朋友答對，有可能是：(1)配角表演錯誤；(2)沒有人猜對，此時可問父母是配角表演錯還是小朋友都答錯，若是配角表演錯，則除了配角以外都可以加點〕。

6. 利用選出來最好的方法再角色扮演一次。

5分鐘　本週作業

利用線索辨識，分別記下在問題情境中自己與他人的觀點。

5分鐘　休息時間

休息與上廁所時間。

10 分鐘 放鬆訓練

練習放鬆技巧。

10 分鐘 選出今日之星，進行遊戲治療

結算點數，選出今日之星，給予讚美並請今日之星決定今日的遊戲。

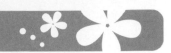

　　小朋友，我們上週學會了「人際衝突」——意思就是人與人之間產生了一些問題，大家都堅持自己的想法而不讓對方，因此問題無法解決。我們也學了一個新的技巧叫做「站在對方的立場想一想」，就是遇到人際問題的時候，替對方想想他的感覺與想法，再想想看有沒有比較好的解決方法。小朋友在實際遇到人際問題用這個技巧的時候，有沒有遇到困難呢？

　　我們本週還要繼續練習「站在對方的立場想一想」，在替對方想一想的時候，有一些我們教過的技巧可以拿出來使用喔！小朋友還記得以前教過的「觀察別人的技巧」嗎？就是當我們遇到問題的時候，要仔細看看對方的表情、身體姿勢、語調及字眼。試試看在遇到人際問題的時候，利用觀察別人的技巧來仔細看看對方，我們就能很正確的了解對方的感覺與想法喔！這樣就可以想到更有效的解決方法了！小朋友一定要練習看看喔！

　　還有，平常在解決問題或寫作業時，在問題解決五步驟的第二步驟「有哪些方法」，記得可以參考「有效方法參考表」，另外，**暴力的方法是不好的方法**，所以在想方法的時候是不可以用的喔！

　　暴力的表現方式可以分為下面三種類型：

類型	表現方式	例子
身體攻擊	推、拉、打、踢	同學不借我玩他的玩具，我就打他。
口語攻擊	罵人、威脅、恐嚇	同學不借我玩他的玩具，我就說再不借我我就拖你去海K一頓。
破壞	拿（搶）走或弄壞別人的玩具、文具	同學不借我玩他的玩具，我就把他的玩具藏起來。

記住喔！上面這三種解決的方法是不好的，所以不可以用喔！

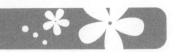

✳✳ 本週課程重點

教導兒童利用線索辨識技巧練習轉換他人觀點，以助於人際衝突的解決。

✳✳ 課程說明

本週的課程延續上週的概念，重點在教導兒童學會辨識人際問題衝突情境，並在解決問題的過程中，停下來利用過去教導的**外在線索辨識技巧（如何辨識表情、身體姿勢、語調及字眼）**，以了解在人際衝突中對方的感受與想法，進而學會轉換他人觀點，並想出最好的解決方法。

✳✳ 作業練習

問題解決五步驟記錄（兒童用）

本週開始作業的重點在於當兒童面對問題時，能清楚的利用問題解決五步驟來面對並處理問題。因此從本週的作業開始，兒童每週都會有一本隨身攜帶的**問題解決五步驟作業練習記錄表**，以記錄他在學校所遭遇的問題與處理方式，讓兒童學習面對人際衝突時如何站在他人的立場思考解決方法。

爸爸／媽媽每天要做的事，是每天選一個時間與孩子討論他的**「問題解決五步驟作業練習記錄表」**。爸爸／媽媽在檢視兒童的作業時，每一個步驟都必須加以檢查，看孩子有沒有仔細的記錄、有沒有做到課程方案中教導的技巧。在討論的過程中，當孩子有好的表現，如：在問題情境中能正確的辨識出內外在線索、能夠想出很多的解決方法、能對想出的方法思考可能的結果、能對計畫執行後的結果做仔細的評估等等，馬上要給孩子立即且明確的讚美與鼓勵。另外也請爸爸／媽媽檢視孩子在運用問題解決五步驟時，是否正確及是否遇到困難，並協助孩子正確的練習。

在課程中教導的技巧，需透過爸爸／媽媽細心的監督孩子實地練習運用，方能達到最大的功效。在作業的部分，爸爸／媽媽可能必須花滿多時間與心力，但相信在我們一同努力的情況下，對孩子的幫助會最大。

　　爸爸／媽媽加油喔！

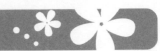

5　白板表

姓名				
人際衝突內容				
主角說自己的身體反應、感覺、想法				
觀察配角表情、姿勢、語調、字眼				
猜配角的身體反應、感覺、想法				
配角說自己的身體反應、感覺、想法				
解決方法				
後果	自己			
	別人			
	父母			
	老師			

6　人際衝突解決好方法使用記錄表──替他人想一想（觀察別人）

月　　日（　　）　　　　　　　兒童姓名：＿＿＿＿＿＿

停！什麼問題？	在哪裡？ 有誰？ 怎麼了？		觀察別人	

替他人想一想	自己的感覺／想法		他人的感覺／想法	
	感覺： 想法：		感覺： 想法：	

有哪些方法？	1.	2.	3.

結果	老師 ☺	父母 ☺	別人 ☺	自己 ☺	老師 ☺	父母 ☺	別人 ☺	自己 ☺	老師 ☺	父母 ☺	別人 ☺	自己 ☺

哪一個方法最好？

方法1□　　方法2□　　方法3□　　要選大家樂的計畫喔！

做做看！行得通嗎？（請打勾）

行□	不行□

第九次兒童團體

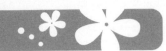

1 流程

主題

人際問題解決（大家樂計畫）。

目的

練習利用轉換他人觀點，並使用計畫以解決人際問題。

時間	內容	說明
10 分鐘	check in	討論上週家庭作業、技巧練習情況與使用情境。
10 分鐘	訂定目標	訂定此次團體中的目標行為，提醒團體規範。
43 分鐘	大家樂計畫、不遵守規範角色扮演練習	1. 請兒童舉出人際衝突，包含二至三個不同的觀點，內容包括輪流、分享等。 2. 利用角色扮演，讓兒童了解不同個體的觀點。 3. 讓兒童辨識不同個體的觀點，思考一個大家樂計畫。 4. 角色扮演練習大家樂計畫。
2 分鐘	本週作業	交代作業。
5 分鐘	休息時間	休息與上廁所時間。
12 分鐘	放鬆訓練	練習放鬆技巧。
8 分鐘	今日之星與遊戲	選出今日之星、遊戲時間。

作業

1. 轉換他人觀點練習記錄，特別針對人際問題。

2.「停！想一想，利用計畫！」練習記錄。

3. 大家樂計畫練習記錄。

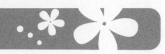

2 課程內容

10 分鐘 **檢查上週作業記錄，給點數**

1. 檢查上週作業記錄，並與孩子討論技巧練習的執行情境及狀況，順不順利？是否有遇到困難？如何去解決？
2. 作業記錄表：六至七天（3點），三至五天（2點），一至二天（1點）。
3. 放鬆訓練：四至七天（2點），一至三天（1點）。

10 分鐘 **目標行為與團體規範**

1. 訂定本次課程中的目標行為，條列在白板上。
2. 複習團體規範。
3. 複習問題解決五步驟。
4. 複習專心方法。
5. 複習如何觀察對方：表情、身體姿勢、語調、字眼；與觀察自己：身體反應、感覺、想法。

43 分鐘 **大家樂計畫**

1. 請兒童舉例人際問題，包括了三個或以上的人（兩個以上不同人的觀點）。
2. 例子可包括：有一群人正在欺侮一個同學；輪流；分享；一個人對其他人挑釁。把例子寫在白板上。
3. 挑選進行角色扮演的兒童，並選擇一問題情境來表演。
4. 表演中請每位兒童說出自己所扮演的角色想法，以及對方角色的想法。
5. 讓兒童練習辨識問題情境中不同人的想法與觀點，協助兒童做一個「大家樂」問題解決計畫，即問題解決方法是大家都能夠接受的。
6. 決定計畫後，詢問兒童想想看，在這個大家樂計畫當中，是否每個人都

會覺得快樂？

7. 若此大家樂計畫無法用在每個問題情況，與兒童討論在哪些情形下大家樂計畫就不能使用？並與兒童討論，另外想一個「可能是最好的計畫」。

8. 重點強調選擇替代解決方法，以增進大家樂計畫的可行性。

2 分鐘　本週作業

練習觀點轉換，並做出一個「大家樂計畫」。

5 分鐘　休息時間

休息與上廁所時間。

12 分鐘　放鬆訓練

練習放鬆技巧。

8 分鐘　選出今日之星，進行遊戲治療

結算點數，選出今日之星，給予讚美並請今日之星決定今日的遊戲。

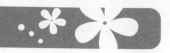

3　兒童手冊

✳ 三個人的人際衝突腳本

腳本一

上國語課時我和小明坐在一起，覺得老師上課好無聊，所以就跟小明講起話來，坐在前面的小華轉過頭來罵我們，說我們上課很吵，叫我們不要講話。

腳本二

上體育課時老師要我們兩人一組打羽毛球，我想找小明一組，小華也想找小明一組，於是我就跟小華吵了起來。

腳本三

妹妹拿我的玩具玩，我不想借她，想把它搶過來，但妹妹又不肯給，兩個人搶成一團，吵成一片，媽媽看到就過來罵我們，說我們太不像話了。

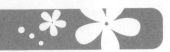

✴ 本週課程重點

教導兒童練習轉換他人觀點技巧，在解決人際衝突時，思考出大家都能接受的解決方法（大家樂方法）。

✴ 課程說明

本週的課程主要教導人際衝突解決中的最後一個部分**「大家樂方法」**。我們知道所謂的人際衝突是指人與人之間的衝突，而在衝突情境中也可能包括了很多人，如：爸爸媽媽與孩子間的衝突、孩子與其他一些同學的衝突等等。在這樣的衝突情境中，兒童除了必須要學會辨識不同人的觀點與想法外，更要學習去思考一個大家都能夠接受的解決方法。本週的課程重點在教導兒童**大家樂方法**的概念，並讓兒童在實際生活中運用練習。

✴ 作業練習

問題解決五步驟記錄（兒童用）

問題解決五步驟每個步驟中的實行技巧已全部教導完畢，從本週開始作業的重點，在於當兒童面對問題時，能清楚的利用問題解決五步驟來面對並處理問題。因此從本週的作業開始，兒童每週都會有一本隨身攜帶的**問題解決五步驟作業練習記錄表**，以記錄他在學校所遭遇的問題與處理方式，讓兒童學習面對人際衝突時如何站在他人的立場思考解決方法。

爸爸／媽媽每天要做的事，是每天選一個時間與孩子討論他的**「問題解決五步驟作業練習記錄表」**，爸爸／媽媽在檢視兒童的作業時，每一個步驟都必須加以檢查，在討論的過程中，當孩子有好的表現，如：在問題情境中能正確的辨識出內外在線索、能夠想出很多的解決方法、能對想出的方法思考可能的

結果、能對計畫執行後的結果做仔細的評估等等，馬上要給孩子立即且明確的讚美與鼓勵。另外也請爸爸／媽媽檢視孩子在運用解決問題的好方法時，是否正確及是否遇到困難，並協助孩子正確的練習。

在課程中教導的技巧，需透過爸爸／媽媽細心的監督孩子實地練習運用，方能達到最大的功效。在作業的部分，爸爸／媽媽可能必須花滿多時間與心力，但相信在我們一同努力的情況下，對孩子的幫助會最大。

爸爸／媽媽加油喔！

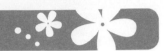

姓名				
人際衝突內容				
觀察配角姿勢、表情、語調、字眼				
主角說自己的身體反應、感覺及想法				
猜配角的身體反應、感覺及想法（替他人想一想）				
配角說自己的身體反應、感覺及想法				
解決方法				
後果	自己				
	別人				
	父母				
	老師				

月　日（　　）　　　　　兒童姓名：_____

停！什麼問題？	在哪裡？ 有誰？ 怎麼了？	觀察別人	姿勢： 表情： 語調： 字眼：

對方的身體反應／情緒／想法	對方的身體反應／情緒／想法
身體反應： 情緒： 想法：	身體反應： 情緒： 想法：

有哪些方法？	1.	2.	3.

結果	老師	父母	別人	自己	老師	父母	別人	自己	老師	父母	別人	自己
	☺	☺	☺	☺	☺	☺	☺	☺	☺	☺	☺	☺

哪一個方法最好？

方法1□　方法2□　方法3□　要選大家樂的計畫喔！

做做看！行得通嗎？（請打勾）

行□	不行□

PART

13

第十次兒童團體

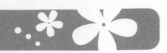

1 流程

主題

憤怒挫折管理（辨識生理與認知線索）。

目的

1. 說明強烈情緒反應本身即可能成為問題。
2. 教導兒童有關情緒的情感性、生理性與認知性概念。
3. 幫助兒童開始覺察生理性與認知性線索。

時間	內容	説明
5 分鐘	check in	討論上週家庭作業、技巧練習情況與使用情境。
10 分鐘	訂定目標	訂定此次團體中的目標行為，提醒團體規範。
5 分鐘	看兒童手冊	介紹如何觀察自己是否在生氣、憤怒的方法。
10 分鐘	舉例	請每一個兒童舉一個自己生氣或憤怒的實際例子。
28 分鐘	討論	讓每個兒童以自己所舉的例子說明自己的生氣、憤怒時的身體反應，向內的感覺／想法，向外的感覺／想法。
5 分鐘	看生氣或憤怒情緒處理順序圖	總結兒童舉例的概念架構。
2 分鐘	本週作業	交代作業。
5 分鐘	休息時間	休息與上廁所時間。
12 分鐘	放鬆訓練	練習放鬆技巧。
8 分鐘	今日之星與遊戲	選出今日之星與遊戲時間。

作業

用問題解決五步驟處理生氣、憤怒行為。

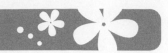

2　課程內容

5分鐘　檢查上週作業記錄，給點數

1. set stage：先說明要小朋友專心聽其他人說話，協同治療師每隔三至五分鐘給有面向說話的人、看著說話的人，與坐好的小朋友點數（並同時說有哪些小朋友有得到點數）！

2. 檢查上週作業記錄，並與孩子討論技巧練習的執行情境及狀況，順不順利？是否有遇到困難？如何去解決？

3. 作業記錄表：六至七天（3點），三至五天（2點），一至二天（1點）。

4. 放鬆訓練：四至七天（2點），一至三天（1點）。

10分鐘　目標行為與團體規範

1. 訂定本次課程中的目標行為，條列在白板上。

2. 複習團體規範。

3. 複習問題解決五步驟。

4. 複習專心方法。

5. 複習如何觀察對方：表情、身體姿勢、語調、字眼；與觀察自己：身體反應、感覺、想法；站在別人的立場，替他人想一想。

5分鐘　看兒童手冊

介紹如何觀察自己是否在生氣、憤怒的方法：觀察生氣與憤怒的身體反應、想法（包括向內與向外）。

10分鐘　舉生氣或憤怒的例子

請每一個兒童舉一個自己生氣或憤怒的實際例子（寫在白板上）。

28 分鐘 個別的生氣、憤怒例子討論

讓每個兒童以自己所舉的例子說明自己生氣、憤怒時的身體反應，向內的感覺／想法；向外的感覺／想法〔(1)攻擊或傷害別人的想法；(2)破壞物品或東西的想法〕（由協同治療師整理寫在白板上）。

5 分鐘 看生氣或憤怒情緒處理順序圖

總結兒童舉例的概念架構，上述的三大項（身體反應；向內的感覺／想法；向外的感覺／想法）都是觀察自己是否在生氣、憤怒的方法。

2 分鐘 本週作業

用問題解決五步驟處理生氣、憤怒行為。

5 分鐘 休息時間

休息與上廁所時間。

12 分鐘 放鬆訓練

練習放鬆技巧。

8 分鐘 選出今日之星，進行遊戲治療

結算點數，選出今日之星，給予讚美並請今日之星決定今日的遊戲。

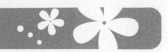

3　兒童手冊

　　小朋友，你還記得辨識問題中觀察自己的部分有哪一些嗎？對，你想對了！就是感覺、身體反應以及想法。

　　當你的感覺是生氣或是憤怒的時候，是什麼樣的想法使你生氣或憤怒呢？（要問自己為什麼會覺得生氣或憤怒呢？）而你的身體反應又是什麼呢？

生氣與憤怒的身體反應

- 呼吸變快
- 心跳變快
- 流汗變多
- 流淚
- 想嘔吐

- 臉部顏色變紅、變熱
- 肌肉變緊張
- 聲音變大聲、變尖銳
- 發抖
- 胃覺得不舒服

生氣與憤怒的想法

1. 傷害自己的生氣與憤怒想法：就是有傷害自己的想法，例如想自殺、想打自己、想咬自己、想用鉛筆刺自己或用刀子割自己，或者難過得想哭。

2. 傷害別人、破壞東西的生氣與憤怒想法：
   (1) 攻擊或傷害別人的想法：想打他、想揍扁他、想殺死他、想傷害他，或想罵他（就是口頭攻擊他）。
   (2) 破壞物品或東西的想法：想把作業簿撕掉、想把東西弄壞、想用火把房子燒掉。

　　小朋友，我們曾經說過暴力的解決方法是不好的，

所以不可以用。如果我們把攻擊、傷害別人的想法，或是破壞他人物品或東西的想法實際做出，就會變成暴力行為，這是很不好的，而且是不被喜歡的喔！所以小朋友們都要記住，暴力是不好的方法，不管在什麼情況下都不可以使用！

三種類型的暴力表現方式

類型	表現方式	例子
身體攻擊	推、拉、打、踢	同學不借我玩他的玩具，我就打他。
口語攻擊	罵人、威脅、恐嚇	同學不借我玩他的玩具，我就說再不借我我就拖你去海K一頓。
破壞	拿（搶）走或弄壞別人的玩具、文具	同學不借我玩他的玩具，我就把他的玩具藏起來。

記住喔……暴力是不可以用的喔！

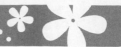

4 生氣或憤怒情緒處理順序圖

　　遇到讓你覺得生氣或憤怒的時候，你可以依照下面的順序一步一步去做，這可以讓你的心情變得平靜一些，才能想到很棒的解決方法喔！

生氣或憤怒情緒線索辨識 ←

身體反應：
如呼吸變急、心跳變快、流汗增加、臉部顏色變紅、肌肉變緊張、聲音變大聲或變尖銳、流淚、發抖、想嘔吐、胃覺得不舒服。
當時的想法：
1. 傷害自己的想法。
2. 傷害別人、破壞東西的想法。

停！

使用冷靜方法 ←

1. 提醒自己的話：我該深呼吸了，我要撐下去、放鬆點、生氣就讓他得逞了。
2. 放鬆訓練：我很安靜、我很輕鬆。
3. 想像法：想像自己在海邊。
4. 轉移注意力的方法：喝水、聽音樂、離開一下。

停！什麼問題？

冷靜後開始想解決問題的方法 ←

可以多想幾個方法，也可以用「有效方法參考表」（請見 p. 195）裡的方法喔！

做做看，
行得通嗎？

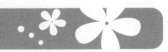

5　父母手冊

✱✱　本週課程重點

生氣與憤怒管理（生理與認知線索辨識）。

✱✱　課程說明

從本週開始，我們將利用四週的課程，處理有關孩子生氣、憤怒的情緒。從辨識情緒線索到利用好方法來處理，並加以運用與練習。

本週的課程重點在教導當兒童出現生氣或憤怒的情緒時，能對自己的情緒快速覺察，並能夠進一步辨識生氣、憤怒的線索，包括**身體反應、傷害自己的感覺／想法（向內的）及傷害別人、破壞物品的感覺想法（向外的）**，並用問題解決的五步驟來處理。

✱✱　作業練習

問題解決五步驟記錄（兒童用）

從本週開始作業的重點，在於當兒童面對生氣、憤怒的情緒問題時，能清楚的辨識出自己生氣、憤怒的線索，並利用問題解決的五個步驟來處理。

爸爸／媽媽每天要做的事，是每天選一個時間與孩子討論他的「**問題解決五步驟作業練習記錄表**」。爸爸／媽媽在檢視兒童的作業時，每一個步驟都必須加以檢查，例如有沒有仔細的記錄、有沒有做到課程方案中教導的技巧。在討論的過程中，當孩子有好的表現，如：在問題情境中能正確的辨識出生氣或憤怒的線索、能夠想出很多的解決方法、能對想出的方法思考可能的結果、能對計畫執行後的結果做仔細的評估等等，馬上要針對正確的部分給孩子立即的鼓勵。另外也請爸爸／媽媽檢視孩子在運用解決問題五步驟時，是否正確及是否遇到困難，並協助孩子正確的練習。同時也請爸爸／媽媽記住，暴力的方法

不可以當作問題解決的好方法喔!

　　在課程中教導的技巧,需透過爸爸╱媽媽細心的監督孩子實地練習運用方能達到最大的功效。在作業的部分,爸爸╱媽媽可能必須花滿多時間與心力,但相信在我們一同努力的情況下,對孩子的幫助會最大。

　　爸爸╱媽媽加油喔!

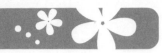

姓名				
生氣或憤怒的例子				
身體反應				
傷害自己的感覺／想法（向內）				
傷害別人、破壞東西的感覺／想法（向外）	別人			
	東西			

月　日（　　）　　　　　　　兒童姓名：＿＿＿＿＿＿＿＿

停！什麼問題？	在哪裡？ 有誰？ 怎麼了？	憤怒的身體反應	
觀察自己	傷害自己的感覺／想法 感覺： 想法：		傷害別人、破壞東西的感覺／想法 感覺： 想法：

	1.	2.	3.
有哪些方法？			

結果	老師	父母	別人	自己	老師	父母	別人	自己	老師	父母	別人	自己
	☺	☺	☺	☺	☺	☺	☺	☺	☺	☺	☺	☺

哪一個方法最好？

方法1□　　方法2□　　方法3□　　要選大家樂的計畫喔！

做做看！行得通嗎？（請打勾）

行□	不行□

PART 14

第十一次兒童團體

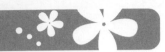

1 流程

憤怒挫折管理（辨識問題狀況與使用冷靜方法）。

目的

幫助兒童使用冷靜方法，以因應有關強烈情緒之生理性與認知性部分。

時間	內容	說明
5 分鐘	check in	討論上週家庭作業、技巧練習情況與使用情境。
10 分鐘	訂定目標	訂定此次團體中的目標行為，提醒團體規範。
10 分鐘	看兒童手冊	教導兒童冷靜方法與生氣、憤怒處理順序圖。
38 分鐘	練習冷靜方法	用兒童自己舉的例子練習冷靜方法，並加以評估是否為適當的冷靜方法。
2 分鐘	本週作業	交代作業。
5 分鐘	休息時間	休息與上廁所時間。
12 分鐘	放鬆訓練	練習放鬆技巧。
8 分鐘	今日之星與遊戲	選出今日之星、遊戲時間。

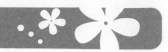

2 課程內容

5 分鐘 檢查上週作業記錄，給點數

1. set stage：先說明要小朋友專心聽其他人說話，協同治療師會每隔三至五分鐘給有面向說話的人、看著說話的人，與坐好的小朋友點數！

2. 檢查上週作業記錄，並與孩子討論技巧練習的執行情境及狀況，順不順利？是否有遇到困難？如何去解決？

3. 作業記錄表：六至七天（3點），三至五天（2點），一至二天（1點）。

4. 放鬆訓練：四至七天（2點），一至三天（1點）。

10 分鐘 目標行為與團體規範

1. 訂定本次課程中的目標行為，條列在白板上。

2. 複習團體規範。

3. 複習問題解決五步驟。

4. 複習專心方法。

5. 複習如何觀察對方：表情、身體姿勢、語調、字眼；與觀察自己：身體反應、感覺、想法；站在別人的立場，替他人想一想。

10 分鐘 看兒童手冊

介紹冷靜的方法，與生氣或憤怒情緒處理順序圖。

38 分鐘 冷靜方法與評估

請兒童舉生氣的例子，讓兒童思考該事件是發生在何種場合，場合中有哪些人物、有什麼東西或方法可以讓自己冷靜下來，並評估此方法能夠使自己冷靜（寫在白板上）。

2 分鐘 **本週作業**

用問題解決五步驟處理生氣、憤怒行為。

5 分鐘 **休息時間**

休息與上廁所時間。

12 分鐘 **放鬆訓練**

練習放鬆技巧。

8 分鐘 **選出今日之星，進行遊戲治療**

結算點數，選出今日之星，給予讚美並請今日之星決定今日的遊戲。

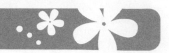

3 兒童手冊

小朋友，當你發現自己有生氣與憤怒的想法時，你要在心裡面大聲對自己喊「**停**！」，接著把生氣與憤怒這一類的想法丟掉。

然後，你要記住去使用下面的冷靜方法：

提醒自己的話

- ♥放鬆點！放輕鬆！放輕鬆一點！
- ♥保持冷靜！
- ♥深深吸一口氣！
- ♥我開始緊繃了，放鬆我的脖子和肩膀！
- ♥注意聽，保持冷靜，待會兒就輪到我說了！
- ♥如果我現在生氣了，就會如他所願，我要撐下去！
- ♥忽略他，不要管他，我要撐下去！

放鬆訓練

做一做我們教的放鬆訓練，在心裡面一直重複的唸「我很安靜，我很輕鬆」。

想像法

想像自己到海邊或河邊坐一坐，或躺在大草原上，大自然會讓你的心情變得舒服、平靜。

轉移注意力的方法

喝水、聽音樂、唱歌、睡覺、暫時離開一下、看窗外。

小朋友，使用冷靜方法也有注意事項喔！就是在使用冷靜方法的時候，要依場合和在場的人物選擇適當的方法，例如：上課中有同學鬧你，惹得你很生氣，這時你要在心裡面喊「停！」，然後你可以提醒自己「如果我現在生氣了，就會如他所願，我要撐下去！」或「忽略他，不要管他，我要撐下去！」為什麼可以選擇這兩個冷靜方法呢？因為是在上課中，所以你不可以用唱歌，也不可以想像自己坐在海邊欣賞風景。所以，小朋友，選擇冷靜方法是要看場合和在場的人物而有所不同喔！

　　小朋友，當你覺得生氣或憤怒時，記得使用冷靜方法喔！

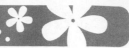

　　遇到讓你覺得生氣或憤怒的時候，你可以依照下面的順序一步一步去做，這可以讓你的心情變得平靜一些，才能想到很棒的解決方法喔！

```
┌──────────────────┐        ┌─────────────────────────────┐
│ 生氣或憤怒情       │  ◀──   │ 身體反應：                    │
│ 緒線索辨識        │        │ 如呼吸變急、心跳變快、流汗    │
└──────────────────┘        │ 增加、臉部顏色變紅、肌肉變    │
         │                   │ 緊張、聲音變大聲或變尖銳、    │
         ▼                   │ 流淚、發抖、想嘔吐、胃覺得    │
   ╭──────────────╮          │ 不舒服。                      │
   │    停！       │          │ 當時的想法：                  │
   ╰──────────────╯          │ 1. 傷害自己的想法。           │
         │                   │ 2. 傷害別人、破壞東西的想法。  │
         │                   └─────────────────────────────┘
         ▼
┌──────────────────┐        ┌─────────────────────────────┐
│                  │  ◀──   │ 1. 提醒自己的話：我該深呼吸    │
│                  │        │    了、我要撐下去、放鬆點、生  │
│ 使用冷靜方法      │        │    氣就讓他得逞了。            │
│                  │        │ 2. 放鬆訓練：我很安靜、我很    │
└──────────────────┘        │    輕鬆。                      │
         │                   │ 3. 想像法：想像自己在海邊。    │
         ▼                   │ 4. 轉移注意力的方法：喝水、    │
   ╭──────────────╮          │    聽音樂、離開一下。          │
   │ 停！什麼問題？ │          └─────────────────────────────┘
   ╰──────────────╯
         │
         ▼
┌──────────────────┐        ┌─────────────────────────────┐
│ 冷靜後開始想解     │  ◀──   │ 可以多想幾個方法，也可以      │
│ 決問題的方法      │        │ 用「有效方法參考表」（請      │
└──────────────────┘        │ 見 p. 195）裡的方法喔！        │
         │                   └─────────────────────────────┘
         ▼
┌──────────────────┐
│ 做做看，          │
│ 行得通嗎？        │
└──────────────────┘
```

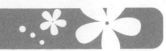

❋❋ 本週課程重點

生氣、憤怒管理（利用冷靜方法）。

❋❋ 課程說明

經過上週的生氣、憤怒線索辨識練習後，本週開始教導兒童如何利用**冷靜方法**來處理遭遇到生氣、憤怒的情境。冷靜方法包括：提醒自己的話、放鬆訓練、想像法、轉移注意力的方法，利用方法讓自己冷靜些，再進而想出解決問題的方法。

❋❋ 作業練習

問題解決五步驟記錄（兒童用）

本週作業的重點，在於當兒童面對生氣、憤怒情緒時，能實際運用冷靜方法協助自己冷靜下來。因此從本週的作業開始，兒童會有一本隨身攜帶的**生氣或憤怒問題解決五步驟使用記錄表**，以記錄他在學校所遭遇到的生氣、憤怒事件。本週的課程重點在於孩子能清楚的辨識出自己生氣、憤怒的線索後，並利用「冷靜方法」來讓自己冷靜。爸爸／媽媽可以多提醒孩子在遇到生氣、憤怒時使用冷靜方法裡的各種方法。

爸爸／媽媽每天要做的事，是每天選一個時間與孩子討論他的**「生氣或憤怒問題解決五步驟使用記錄表」**。爸爸／媽媽在檢視兒童的作業時，每一個步驟都必須加以檢查，像是有沒有仔細的記錄、有沒有做到課程方案中教導的技巧。在討論的過程中，當孩子有好的表現，如：在問題情境中能正確的辨識出生氣或憤怒的線索、能在不同的場合中正確的選擇適當的冷靜方法、能夠想出很多的解決方法、能對想出的方法思考可能的結果、能對計畫執行後的結果做

仔細的評估等等，馬上要針對正確的部分給孩子立即的鼓勵。另外也請爸爸／媽媽檢視孩子在運用問題解決的五步驟時，是否正確及是否遇到困難，並協助孩子正確的練習。同時也請爸爸／媽媽記住，暴力的方法不可以當作問題解決的好方法喔！

　　在課程中教導的技巧，需透過爸爸／媽媽細心的監督孩子實地練習運用，方能達到最大的功效。在作業的部分，爸爸／媽媽可能必須花滿多時間與心力，但相信在我們一同努力的情況下，對孩子的幫助會最大。

　　爸爸／媽媽加油喔！

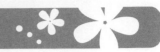
姓名				
生氣或憤怒的例子				
場合				
人物				
冷靜方法				
效果	主角				
	所有人				

7 生氣或憤怒問題解決五步驟使用記錄表

月　日（　）　　　　　　　　兒童姓名：_____

	憤怒的身體反應	
觀察自己	傷害自己的感覺／想法	傷害別人、破壞東西的感覺／想法
	感覺： 想法：	感覺： 想法：

	1.	2.	3.
停！冷靜的方法			

結果	老師	父母	別人	自己	老師	父母	別人	自己	老師	父母	別人	自己
	☺	☺	☺	☺	☺	☺	☺	☺	☺	☺	☺	☺

哪一個冷靜方法最好？

方法1□　方法2□　方法3□　要選最適當的方法喔！

停！什麼問題？	在哪裡？ 有誰？ 怎麼了？

PART

15

第十二次兒童團體

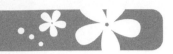

主題

生氣、憤怒管理（中度情境壓力練習）。

目的

幫助兒童使用冷靜方法、問題解決五步驟，以處理生氣、憤怒事件。

時間	內容	說明
5 分鐘	check in	討論上週家庭作業、技巧練習情況與使用情境。
10 分鐘	訂定目標	訂定此次團體中的目標行為，提醒團體規範。
10 分鐘	複習講義	
35 分鐘	角色扮演、冷靜方法、問題解決五步驟	用兒童自己舉的例子進行角色扮演冷靜方法、問題解決五步驟。
5 分鐘	本週作業	交代作業。
5 分鐘	休息時間	休息與上廁所時間。
12 分鐘	放鬆訓練	練習放鬆技巧。
8 分鐘	今日之星與遊戲	選出今日之星、遊戲時間。

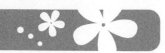

2 課程內容

5分鐘 檢查上週作業記錄，給點數

1. set stage：先說明要小朋友專心聽其他人說話，協同治療師會每隔三至五分鐘給有面向說話的人、看著說話的人，與坐好的小朋友點數！
2. 檢查上週作業記錄，並與孩子討論技巧練習的執行情境及狀況，順不順利？是否有遇到困難？如何去解決？
3. 作業記錄表：六至七天（3點），三至五天（2點），一至二天（1點）。
4. 放鬆訓練：四至七天（2點），一至三天（1點）。

10分鐘 目標行為與團體規範

1. 訂定本次課程中的目標行為，條列在白板上。
2. 複習團體規範。
3. 複習問題解決五步驟。
4. 複習專心方法。
5. 複習如何觀察對方：表情、身體姿勢、語調、字眼；與觀察自己：身體反應、感覺、想法。

10分鐘 複習講義

35分鐘 角色扮演

1. 請兒童舉出生氣的例子，讓兒童辨識生氣、憤怒的線索，以及思考冷靜方法，然後讓全體小朋友辨識發生什麼事？有哪些方法及結果評估（寫在白板上，先進行三位小朋友）。
2. 從事件→生氣→最適合的冷靜方法→停！什麼問題？→最好的解決方法完整演一遍。

5 分鐘 本週作業

用問題解決五步驟處理生氣、憤怒行為。

5 分鐘 休息時間

休息與上廁所時間。

12 分鐘 放鬆訓練

練習放鬆技巧。

8 分鐘 選出今日之星,進行遊戲治療

結算點數,選出今日之星,給予讚美並請今日之星決定今日的遊戲。

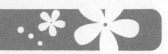

3 兒童手冊

小朋友,你還記得辨識問題中觀察自己的部分有哪一些嗎?對,你想對了!就是感覺、身體反應以及想法。

當你的感覺是生氣或是憤怒的時候,是什麼樣的想法使你生氣或憤怒呢?(要問自己為什麼會覺得生氣或憤怒呢?)而你的身體反應又是什麼呢?

✽✽ 生氣與憤怒的身體反應

- 呼吸變快
- 心跳變快
- 流汗變多
- 流淚
- 想嘔吐
- 臉部顏色變紅、變熱
- 肌肉變緊張
- 聲音變大聲、變尖銳
- 發抖
- 胃覺得不舒服

✽✽ 生氣與憤怒的想法

傷害自己的生氣與憤怒想法

就是想傷害自己的想法,例如想自殺、想打自己、想咬自己、想用鉛筆刺自己或用刀子割自己,或者難過得想哭。

傷害別人、破壞東西的生氣與憤怒想法

1. 攻擊或傷害別人的想法:想打他、想揍扁他、想殺死他、想傷害他,或想罵他(就是口頭攻擊他)。
2. 破壞物品或東西的想法:想把作業簿撕掉、想把

東西弄壞、想用火把房子燒掉。

小朋友，當你發現自己有生氣與憤怒的想法時，你要在心裡面大聲對自己喊「停！」，接著把生氣與憤怒這一類的想法丟掉。

然後， 你要記住去使用下面的冷靜方法：

1. 提醒自己的話：

★ 放鬆點！放輕鬆！放輕鬆一點！

★ 保持冷靜！

★ 深深吸一口氣！

★ 我開始緊繃了，放鬆我的脖子和肩膀！

★ 注意聽，保持冷靜，待會兒就輪到我說了！

★ 如果我現在生氣了，就會如他所願，我要撐下去！

★ 忽略他，不要管他，我要撐下去！

2. 放鬆訓練：做一做我們教的放鬆訓練，在心裡面一直重複的唸「我很安靜，我很輕鬆」。

3. 想像法：想像自己到海邊或河邊坐一坐，或躺在大草原上，大自然會讓你的心情變得舒服、平靜。

4. 轉移注意力的方法：喝水、聽音樂、唱歌、睡覺、暫時離開一下、看窗外。

小朋友，使用冷靜方法也有注意事項喔！就是在使用冷靜方法的時候，要依場合和在場的人物選擇適當的方法，而且也可以把幾個冷靜方法一起合起來用，效果會更好喔！例如：在下課時間有同學鬧你，惹得你很生氣，這時你要在心裡面喊「停！」，然後你可以提

醒自己「如果我現在生氣了，就會如他所願，我要撐下去！我很安靜，我很輕鬆，我很安靜，我很輕鬆……」或「暫時離開一下，想像自己坐在海邊看風景。」……等等。

　　小朋友，選擇冷靜方法是要看場合和在場的人物而有所不同，而且把不同的冷靜方法合起來用效果會更棒！大家要一起加油努力的用喔！

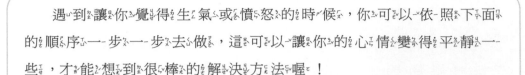

　　遇到讓你覺得生氣或憤怒的時候，你可以依照下面的順序一步一步去做，這可以讓你的心情變得平靜一些，才能想到很棒的解決方法喔！

身體反應：
如呼吸變急、心跳變快、流汗增加、臉部顏色變紅、肌肉變緊張、聲音變大聲或變尖銳、流淚、發抖、想嘔吐、胃覺得不舒服。
當時的想法：
1. 傷害自己的想法。
2. 傷害別人、破壞東西的想法。

生氣或憤怒情緒線索辨識 ←

停！

↓

1. 提醒自己的話：我該深呼吸了、我要撐下去、放鬆點、生氣就讓他得逞了。
2. 放鬆訓練：我很安靜、我很輕鬆。
3. 想像法：想像自己在海邊。
4. 轉移注意力的方法：喝水、聽音樂、離開一下。

使用冷靜方法 ←

↓

停！什麼問題？

↓

可以多想幾個方法，也可以用「有效方法參考表」（請見 p. 195）裡的方法喔！

冷靜後開始想解決問題的方法 ←

↓

做做看，行得通嗎？

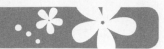

5 父母手冊

❋ 本週課程重點

生氣、憤怒管理（利用 p. 169 的冷靜方法）。

❋ 課程說明

經過上週的生氣、憤怒線索辨識練習後，本週開始教導兒童如何利用**冷靜方法**來處理遭遇到生氣、憤怒的情境。冷靜方法包括提醒自己的話、放鬆訓練、想像法、轉移注意力的方法，利用方法讓自己冷靜些，再進而想出解決問題的方法。

❋ 作業練習

問題解決五步驟記錄（兒童用）

本週作業的重點，在於當兒童面對生氣、憤怒情緒時，能實際運用冷靜方法協助自己冷靜下來。因此從本週的作業開始，兒童會有一本隨身攜帶的**生氣或憤怒問題解決五步驟記錄表**，以記錄他在學校所遭遇到的生氣、憤怒事件。本週的課程重點在於孩子能清楚的辨識出自己生氣、憤怒的線索後，並利用「冷靜方法」來讓自己冷靜。爸爸／媽媽可以多提醒孩子在遇到生氣、憤怒時使用冷靜方法裡的各種方法。

爸爸／媽媽每天要做的事，是每天選一個時間，與孩子討論他的「**生氣或憤怒問題解決五步驟使用記錄表**」。爸爸／媽媽在檢視兒童的作業時，每一個步驟都必須加以檢查，有沒有仔細的記錄、有沒有做到課程方案中教導的技巧。在討論的過程中，當孩子有好的表現，如：在問題情境中能正確的辨識出生氣或憤怒的線索、能在不同的場合中正確的選擇適當的冷靜方法、在能夠想出很多的解決方法、能對想出的方法思考可能的結果、能對計畫執行後的結果做仔

細的評估等，馬上要針對正確的部分給孩子立即的鼓勵。另外也請爸爸／媽媽檢視孩子在運用問題解決五步驟時，是否正確及是否遇到困難，並協助孩子正確的練習。同時也請爸爸／媽媽記住，暴力的方法不可以當作問題解決的好方法喔！

　　在課程中教導的技巧，需透過爸爸／媽媽細心的監督孩子實地練習運用，方能達到最大的功效。在作業的部分，爸爸／媽媽可能必須花滿多時間與心力，但相信在我們一同努力的情況下，對孩子的幫助會最大。

　　爸爸／媽媽加油喔！

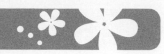

6 白板表

姓名			
生氣事件與場合			
生氣線索	身體反應			
	想法（對自己／對別人、東西）			
冷靜方法			
停！什麼問題？			
外在線索	危險物品			
	身體姿勢			
	臉部表情			
	語調			
	字眼			
內在線索	身體反應			
	感覺			
	想法			
替他人想一想	身體反應			
	感覺			
	想法			
有哪些方法？			
結果評估	自己			
	別人			
	父母			
	老師			

月　　日（　　）　　　　　　　兒童姓名：_____

身體反應：

傷害自己的生氣想法：

傷害別人、破壞東西的生氣想法：

冷靜方法

停！什麼問題？	在哪裡？	外在線索：觀察別人					內在線索：觀察自己			站在對方立場，替他想一想		
	有誰？	危險物品	身體姿勢	臉部表情	語調	字眼	身體反應	感覺	想法	身體反應	感覺	想法
	怎麼了？											

有哪些方法？	1.				2.				3.			

結果	老師	父母	別人	自己	老師	父母	別人	自己	老師	父母	別人	自己
	☺	☺	☺	☺	☺	☺	☺	☺	☺	☺	☺	☺

哪一個方法最好？

方法1□　方法2□　方法3□　要選大家樂的計畫喔！

做做看！行得通嗎？（請打勾）

行□	不行□

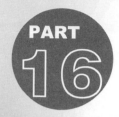

PART

16

第十三次兒童團體

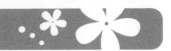

1 流程

主題

憤怒挫折管理（在不同情境當中，進行回顧與做練習）。

目的

幫助兒童使用冷靜方法、問題解決五步驟，以處理生氣、憤怒事件。

時間	內容	說明
5 分鐘	check in	討論上週家庭作業、技巧練習情況與使用情境。
10 分鐘	訂定目標	訂定此次團體中的目標行為，提醒團體規範。
45 分鐘	角色扮演、冷靜方法、問題解決五步驟——自動化歷程	用兒童自己舉的例子進行角色扮演冷靜方法、問題解決五步驟。
5 分鐘	本週作業	交代作業。
5 分鐘	休息時間	休息與上廁所時間。
12 分鐘	放鬆訓練	練習放鬆技巧。
8 分鐘	今日之星與遊戲	選出今日之星、遊戲時間。

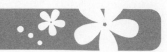

2 課程內容

5分鐘　檢查上週作業記錄，給點數

1. set stage：(1)先說明要小朋友專心聽其他人說話，協同治療師會每隔三至五分鐘給有面向說話的人、看著說話的人，與坐好的小朋友點數！(2)大聲說話的小朋友，治療師會給點數；音量較小者，在剛開始的時候給點數加以訓練。

2. 檢查上週作業記錄，並與孩子討論技巧練習的執行情境及狀況，順不順利？是否有遇到困難？如何去解決？

3. 作業記錄表：六至七天（3點），三至五天（2點），一至二天（1點）。

4. 放鬆訓練：四至七天（2點），一至三天（1點）。

10分鐘　目標行為與團體規範

1. 訂定本次課程中的目標行為，條列在白板上。

2. 複習團體規範。

3. 複習問題解決五步驟。

4. 複習專心方法。

5. 複習如何觀察對方：表情、身體姿勢、語調、字眼；與觀察自己：身體反應、感覺、想法。

45分鐘　角色扮演──自動化歷程（帶入親子衝突）

1. 利用兒童舉的生氣例子，讓兒童進行表演，在兒童第一次表演中，治療師適時將冷靜方法及問題解決五步驟套入（喊停！什麼冷靜方法、哪個方法最好、做做看、行得通嗎？），並引導兒童去思考實做的部分，也可以做出來（要求兒童不說出自己用的冷靜方法及好方法）。

2. 進行第二次表演，由兒童連貫完成所有的步驟：事件→停！→冷靜方

法→用最好的方法解決問題（治療師不喊停與提醒做法，也要求兒童不說自己所用的冷靜方法及好方法）。

3. 每一組兒童表演完後，由其他兒童猜測表演者所使用的冷靜方法及解決問題的方法。猜對的給予點數，並說明其他沒猜對的兒童所提出的也是一個很好的方法，只要能解決問題，且大家都是笑臉則都是好方法。

4. 猜完使用的冷靜方法及解決問題的方法後，回頭詢問表演者的內外在線索及他是如何替他人想一想，並記錄在白板上。

5. 依此順序表演完所有兒童（上星期沒有進行到的兒童）的例子。

5分鐘 **本週作業**

用問題解決五步驟處理生氣、憤怒行為（本週加入「停！想和用問題解決五步驟！」）。

5分鐘 **休息時間、上廁所時間**

休息與上廁所時間。

12分鐘 **放鬆訓練**

練習放鬆技巧。

8分鐘 **選出今日之星，進行遊戲治療**

結算點數，選出今日之星，給予讚美並請今日之星決定今日的遊戲。

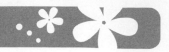

3　兒童手冊

❋ 冷靜方法

　　小朋友，當你發現自己有生氣與憤怒的想法時，你要在心裡面大聲對自己喊「停！」，接著把生氣與憤怒這一類的想法丟掉。

　　然後，你要記住去使用下面的冷靜方法：

提醒自己的話

★ 放鬆點！放輕鬆！放輕鬆一點！

★ 保持冷靜！

★ 深深吸一口氣！

★ 我開始緊繃了，放鬆我的脖子和肩膀！

★ 注意聽，保持冷靜，待會兒就輪到我說了！

★ 如果我現在生氣了，就會如他所願，我要撐下去！

★ 忽略他，不要管他，我要撐下去！

放鬆訓練

　　做一做我們教的放鬆訓練，在心裡面一直重複的唸「我很安靜，我很輕鬆」。

想像法

　　想像自己到海邊或河邊坐一坐，或躺在大草原上，大自然會讓你的心情變得舒服、平靜。

轉移注意力的方法

喝水、聽音樂、唱歌、睡覺、暫時離開一下、看窗外。

4 有效方法參考表

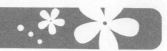

親愛的小朋友，你會不會在執行問題解決五步驟時，常常為了想有哪些方法而傷腦筋？沒有關係，以下所列出的是一些在日常生活中很有效的解決方法喔！你可以試試看！

1. 堅定的態度	告訴別人你的想法，例如：請你不要插隊。
2. 表達感受	告訴別人你的感受，例如：你這樣做我覺得很生氣。
3. 合作與分享	例如：和同學一起玩球，或和妹妹一起玩電動。
4. 忽略	例如：別人一直踢你的椅子，別理他！或有人叫你的綽號，別理他！
5. 傾聽	注意聽別人說話，看他有什麼意見。
6. 交談	心平氣和的和對方談，比較容易解決問題喔！
7. 輪流	大家別搶，一個一個排隊輪流，公平吧！
8. 持續眼神接觸	表示有在聽別人說話，重視別人，別人會很高興喔！
9. 替對方想一想	例如：他不是故意的，原諒他吧！
10. 內在語言	例如：默唸「我要專心，我要冷靜」。
11. 邀請別人參加	面帶微笑走向對方，誠心、認真的說明，邀請對方加入活動。例如：你可以跟我們一起玩嗎？

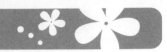

✱✱ 本週課程重點

生氣、憤怒管理（自動化的冷靜方法及問題解決五步驟）。

✱✱ 課程說明

經過上週的生氣、憤怒線索辨識及冷靜方法練習後，本週開始教導兒童如何自動化的在適當的時間利用**冷靜方法及問題解決五步驟**來處理遭遇到生氣、憤怒的情境。

✱✱ 作業練習

問題解決五步驟記錄（兒童用）

本週作業的重點，在於當兒童面對生氣、憤怒情緒時，能實際自動化的運用冷靜方法及問題解決五步驟處理生氣、憤怒情境。因此從本週的作業開始，兒童會有一本隨身攜帶的**生氣或憤怒問題解決五步驟使用記錄表**，以記錄他在學校、家裡所遭遇到的生氣、憤怒事件。本週的課程重點在於孩子能自動化的使用冷靜方法及問題解決五步驟來解決問題。爸爸／媽媽可以多提醒孩子在遇到生氣、憤怒時使用冷靜方法及大家樂的問題解決方法。

爸爸／媽媽每天要做的事，是每天選一個時間與孩子討論他的「**生氣或憤怒問題解決五步驟使用記錄表**」。爸爸／媽媽在檢視兒童的作業時，每一個步驟都必須加以檢查，有沒有仔細的記錄、有沒有做到課程方案中教導的技巧。在討論的過程中，當孩子有好的表現，如：在問題情境中能正確的辨識出生氣或憤怒的線索、能在不同的場合中正確的選擇適當的冷靜方法、能夠想出很多的解決方法、能對想出的方法思考可能的結果、能對計畫執行後的結果做仔細的評估等，馬上要針對正確的部分給孩子立即的鼓勵。另外也請爸爸／媽媽檢

視孩子在運用解決問題的好方法時，是否正確及是否遇到困難，並協助孩子正確的練習。同時也請爸爸／媽媽記住，暴力的方法不可以當作問題解決的好方法喔！

　　在課程中教導的技巧，需透過爸爸／媽媽細心的監督孩子實地練習運用，方能達到最大的功效。在作業的部分，爸爸／媽媽可能必須花滿多時間與心力，但相信在我們一同努力的情況下，對孩子的幫助會最大。

　　爸爸／媽媽加油喔！

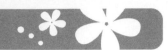

姓名			
生氣事件與場合			
生氣線索	身體反應			
	想法（對自己／對別人、東西）			
冷靜方法			
停！什麼問題？			
外在線索	危險物品			
	身體姿勢			
	臉部表情			
	語調			
	字眼			
內在線索	身體反應			
	感覺			
	想法			
替他人想一想	身體反應			
	感覺			
	想法			
有哪些方法？			
結果評估	自己			
	別人			
	父母			
	老師			

月　　日（　　）　　　　　　　　兒童姓名：＿＿＿＿＿＿

身體反應：

傷害自己的生氣想法：

傷害別人、破壞東西的生氣想法：

冷靜方法	

停！什麼問題？	在哪裡？	外在線索：觀察別人					內在線索：觀察自己			站在對方立場，替他想一想		
		危險物品	身體姿勢	臉部表情	語調	字眼	身體反應	感覺	想法	身體反應	感覺	想法
	有誰？											
	怎麼了？											

有哪些方法？	1.	2.	3.

結果	老師	父母	別人	自己	老師	父母	別人	自己	老師	父母	別人	自己
	☺	☺	☺	☺	☺	☺	☺	☺	☺	☺	☺	☺

哪一個方法最好？

方法1□　　方法2□　　方法3□　　要選大家樂的計畫喔！

做做看！行得通嗎？（請打勾）

行□　　　　　　　　　　　　　　不行□

8　停！想和用問題解決五步驟！✲ ✲ ✲

月　　日（　）　　　　　　　　　　　兒童姓名：＿＿＿＿＿＿＿＿

日期	停！什麼問題	「誰說」要用問題解決五步驟	使用的效果 （請勾選適合的選項）
			___ 0　用原來的方法，沒有使用五步驟解決。 ___ 1　嘗試用一點，但沒有真正的進行。 ___ 2　努力嘗試和使用，但持續時間短。 ___ 3　真正努力嘗試和使用，且持續一段時間。
			___ 0　用原來的方法，沒有使用五步驟解決。 ___ 1　嘗試用一點，但沒有真正的進行。 ___ 2　努力嘗試和使用，但持續時間短。 ___ 3　真正努力嘗試和使用，且持續一段時間。
			___ 0　用原來的方法，沒有使用五步驟解決。 ___ 1　嘗試用一點，但沒有真正的進行。 ___ 2　努力嘗試和使用，但持續時間短。 ___ 3　真正努力嘗試和使用，且持續一段時間。
點數合計			
備註	點數計算： 1.使用的效果（0～3）每天相加，再除以2。 2.由小朋友提出要使用問題解決五步驟幾天，再加幾點。		

PART 17

第十四次兒童團體

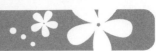

1 流程

主題

不努力管理（檢視努力與不努力辨識）。

目的

1. 說明努力是面對困難情境的重要因素。
2. 幫助兒童辨識不努力。

時間		內容	說明
5 分鐘		check in	討論上週家庭作業、技巧練習情況與使用情境。
10 分鐘		訂定目標	訂定此次團體中的目標行為，提醒團體規範。
10 分鐘		看兒童手冊	努力的定義與好壞處，不努力的行為、感覺、想法。
共 35 分鐘	5 分鐘	以不專心上課為主軸，請兒童舉出自己上課不專心的例子	從自己舉的實例中讓兒童發現不努力的線索。
	10 分鐘	討論對不努力的行為、感覺以及想法	請兒童列舉出不努力的行為，包括：發呆、分心、做別的事情、跟同學說話。請兒童列舉出不努力的一般感受線索，包括：挫折、厭煩、憤怒及其他等。請兒童列舉出不努力的一般想法，包括：自我放棄想法、挫折想法、放棄想法。
	5 分鐘	團體討論鼓勵自己的話	腦力激盪鼓勵自己的話，家長一起參與。
	15 分鐘	問題辨識遊戲——不努力線索解決方法	利用角色扮演，讓兒童練習辨識不努力線索，及練習鼓勵自己的話。
5 分鐘		本週作業	交代作業。
5 分鐘		休息時間	休息與上廁所時間。
12 分鐘		放鬆練習	練習放鬆技巧。
8 分鐘		今日之星與遊戲	選出今日之星、遊戲時間。

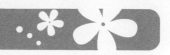

2 課程內容

5分鐘 **檢查上週作業記錄，給點數**

1. set stage：(1)先說明要小朋友專心聽其他人說話，協同治療師會每隔三至五分鐘給有面向說話的人、看著說話的人，與坐好的小朋友點數！(2)大聲說話的小朋友，治療師會給點數；音量較小者，在剛開始的時候給點數加以訓練。

2. 檢查上週作業記錄，並與孩子討論技巧練習的執行情境及狀況，順不順利？是否有遇到困難？如何去解決？

3. 作業記錄表：六至七天（3點），三至五天（2點），一至二天（1點）。

4. 放鬆訓練：四至七天（2點），一至三天（1點）。

5. 五步驟記錄表：0至3選項等於點數，相加後除以2，由兒童提出則一天加1點。

10分鐘 **目標行為與團體規範**

1. 訂定本次課程中的目標行為，條列在白板上。

2. 複習團體規範。

3. 複習問題解決五步驟。

4. 複習專心方法。

5. 複習如何觀察對方：表情、身體姿勢、語調、字眼；與觀察自己：身體反應、感覺、想法。

10分鐘 **看兒童手冊**

努力的定義、不努力的行為、感覺、想法。

35 分鐘 個別的不努力實際例子討論與角色扮演 —— 學校情境

1. 每位小朋友舉實際的學校情境中不專心上課的例子，並討論鼓勵／提醒自己的話。讓親子共同討論，請父母教導自己常用來鼓勵／提醒自己的話（寫白板）。

2. 抽籤，寫不努力的行為、感覺、想法及鼓勵／提醒自己的話（寫白板）。

3. 小朋友表演，大聲表演出來。

4. 給表演者點數。

5 分鐘 說明作業、為結束做準備

1. 作業：用問題解決五步驟處理不努力行為。

2. ending 的準備：說明團體剩五次，最後一次有頒獎典禮，日常生活中努力的用問題解決五步驟解決遇到的事情，有最大獎等著大家。

5 分鐘 休息時間

休息與上廁所時間。

12 分鐘 放鬆訓練

練習放鬆技巧。

8 分鐘 選出今日之星，進行遊戲治療

結算點數，選出今日之星，給予讚美並請今日之星決定今日的遊戲。

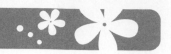

什麼是努力

　　小朋友你知道什麼叫做「努力」嗎？努力指的是當我們遇到一些比較困難、需要花更多時間與力氣去完成的事，而我們盡力的去完成了，這就叫做「努力」。努力有好處與壞處喔！

努力的好處

努力的事情	努力的成果	努力的好處
用功讀書	♥得到好成績	♥老師稱讚 ♥父母高興的稱讚 ♥同學羨慕
認真寫功課	♥作業寫完了 ♥作業寫得很漂亮、整齊	♥可以去玩了 ♥父母高興的稱讚 ♥老師不處罰
專心上課	♥聽懂了上課的內容	♥老師稱讚 ♥父母高興 ♥同學羨慕 ♥作業會寫
做家事（倒垃圾、擦桌子、收拾自己的房間）	♥做完家事 ♥家裡很整齊、乾淨	♥父母很高興 ♥得到獎賞 ♥兄弟姊妹很羨慕

努力的壞處

　　我必須花時間、花心力去完成，而且不能馬上去做我本來比較喜歡的事，例如：看電視、玩玩具。

　　比較努力的好處與壞處，我們會發現努力的好處多於努力的壞處，所以小朋友要努力喔！

　　有的小朋友會覺得努力很困難，我們現在來教小朋

友如何將不努力變成努力。首先，小朋友要學會分辨不努力的行為、感覺及想法。

不努力的行為、感覺、想法

不努力的行為	不努力的感覺	不努力的想法
♥發呆 ♥做別的事情（玩電玩、玩鉛筆、玩橡皮擦、畫圖、玩手邊的小東西） ♥分心 ♥想別的事情 ♥想看看外面 ♥被外面的聲音吸引 ♥找旁邊的同學講話 ♥捉弄旁邊的同學	♥我覺得好難喔！ ♥我覺得好煩喔！ ♥我覺得生氣了！ ♥我覺得討厭！	♥看低自己的想法 　—這個科目我不太行！ 　—我好差勁（我好笨、我好遜）！ ♥受到挫折的想法 　—我討厭數學！ 　—我受不了這個作業了！ ♥放棄的想法 　—算了，我看到這些東西就噁心！ 　—我寧願去玩！ 　—我放棄了！

　　小朋友，當你發現你有不努力的行為、感覺及想法的時候，就表示你開始不努力了！記得要馬上用問題解決五步驟來讓自己更努力喔！

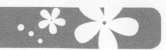
✱✱ 本週課程重點

不努力處理。

✱✱ 課程說明

本週的課程重點在教導兒童學習辨識有關自我不努力的線索。首先教導兒童有關努力的概念是：面對一些特定的事情，可能是比較困難的（作業、自修）或是必須要去做的（爸爸、媽媽的命令），就需要比較用心努力的去完成。其次是分別教導兒童練習辨識不努力的**想法、感覺**，以及不努力時會出現的**不合情境之行為**。在了解如何辨識不努力後，再利用**問題解決五步驟**來處理不用功的問題。在下週的課程也會再加強教導兒童如何利用問題解決的五個步驟來解決不努力的問題。

✱✱ 作業練習

問題解決五步驟記錄（兒童用）

本週開始作業的重點在於當兒童面對問題時，能清楚的利用問題解決五步驟來面對並處理不努力問題。因此兒童會有一本隨身攜帶的**不努力問題解決五步驟使用記錄表**，以記錄他在學校或家裡所遭遇的不努力問題與處理方式。

爸爸／媽媽每天要做的事，是每天選一個時間與孩子討論他的「**問題解決五步驟作業練習記錄表**」。爸爸／媽媽在檢視兒童的作業時，每一個步驟都必須加以檢查：有沒有仔細的記錄、有沒有做到課程方案中教導的技巧。在討論的過程中，當孩子有好的表現，如：在問題情境中能正確的辨識出感覺、想法、不適宜的行為、能夠想出很多的解決方法、能對想出的方法思考可能的結果等，馬上要給孩子立即回應，指出孩子用對了方法。另外也請爸爸／媽媽檢視孩子

在運用解決問題的好方法時，是否正確及是否遇到困難，並協助孩子正確的練習。

　　在課程中教導的技巧，需透過爸爸／媽媽細心的監督孩子實地練習運用，方能達到最大的功效。在作業的部分，爸爸／媽媽可能必須花滿多時間與心力，但相信在我們一同努力的情況下，對孩子的幫助會最大。

　　爸爸／媽媽加油喔！

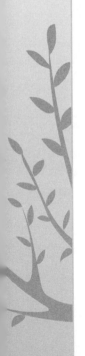

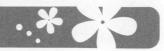

5　白板表

姓名			
不努力的例子			
不努力的行為			
不努力的感覺			
不努力的想法			
鼓勵／提醒自己的話			

月　日（　）　　　　　　兒童姓名：＿＿＿＿＿＿＿＿

停！什麼問題？	在哪裡？ 有誰？ 怎麼了？		
	不努力的行為	不努力的感覺	不努力的想法
	1.	2.	3.
有哪些方法？			
結果	老師 父母 別人 自己	老師 父母 別人 自己	老師 父母 別人 自己
	☺ ☺ ☺ ☺	☺ ☺ ☺ ☺	☺ ☺ ☺ ☺

哪一個方法最好？

方法1☐　　方法2☐　　方法3☐　　要選大家樂的計畫喔！

做做看！行得通嗎？（請打勾）

行☐	不行☐

7 停！想和用問題解決五步驟！

月　日（　　）　　　　　　　　　兒童姓名：＿＿＿＿＿＿＿

日期	停！什麼問題	「誰說」要用問題解決五步驟	使用的效果（請勾選適合的選項）
			＿＿ 0 用原來的方法，沒有使用五步驟解決。 ＿＿ 1 嘗試用一點，但沒有真正的進行。 ＿＿ 2 努力嘗試和使用，但持續時間短。 ＿＿ 3 真正努力嘗試和使用，且持續一段時間。
			＿＿ 0 用原來的方法，沒有使用五步驟解決。 ＿＿ 1 嘗試用一點，但沒有真正的進行。 ＿＿ 2 努力嘗試和使用，但持續時間短。 ＿＿ 3 真正努力嘗試和使用，且持續一段時間。
			＿＿ 0 用原來的方法，沒有使用五步驟解決。 ＿＿ 1 嘗試用一點，但沒有真正的進行。 ＿＿ 2 努力嘗試和使用，但持續時間短。 ＿＿ 3 真正努力嘗試和使用，且持續一段時間。
點數合計			
備註	點數計算： 1. 使用的效果（0～3）每天相加，再除以2。 2. 由小朋友提出要使用問題解決五步驟幾天，再加幾點。		

PART 18

第十五次兒童團體

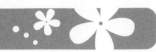

1 流程

不努力管理（利用努力試試看計畫）。

目的

1. 說明努力是面對困難情境的重要因素。
2. 幫助兒童辨識不努力。

時間		內容	說明
5分鐘		check in	討論上週家庭作業、技巧練習情況與使用情境。
10分鐘		訂定目標	訂定此次團體中的目標行為，提醒團體規範。
10分鐘		看兒童手冊	複習不努力的行為、感覺、想法；內在語言，有效的努力方法參考表。
共35分鐘	5分鐘	請兒童舉出自己在家庭情境中的例子	從自己舉的實例中讓兒童發現不努力的線索。
	15分鐘	親子共同討論找出解決不努力的方法	父母跟孩子一起討論，參考講義，找出不努力的行為、感覺、想法，並由父母教導孩子鼓勵／提醒自己的話，也讓親子一起找出有效的努力方法。
	15分鐘	問題辨識遊戲——不努力線索解決方法	利用角色扮演，讓兒童練習辨識不努力線索，及練習鼓勵自己的話。
5分鐘		本週作業，ending的準備	交代作業。
5分鐘		休息時間	休息與上廁所時間。
12分鐘		放鬆訓練	練習放鬆技巧。
8分鐘		今日之星與遊戲	選出今日之星、遊戲時間。

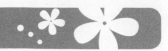

2 課程內容

5 分鐘 檢查上週作業記錄，給點數

1. set stage：(1)先說明要小朋友專心聽其他人說話，協同治療師會每隔三至五分鐘給有面向說話的人、看著說話的人，與坐好的小朋友點數！(2)大聲說話的小朋友，治療師會給點數；音量較小者，在剛開始的時候給點數加以訓練。(3)提醒小朋友要靠自我控制去提醒自己已經會的行為，不要依賴治療師給點數。

2. 檢查上週作業記錄，並與孩子討論技巧練習的執行情境及狀況，順不順利？是否有遇到困難？如何去解決？

3. 作業記錄表：六至七天（3 點），三至五天（2 點），一至二天（1 點）。

4. 放鬆訓練：四至七天（2 點），一至三天（1 點）。

5. 五步驟記錄表：0 至 3 選項等於點數，相加後除以 2，由兒童提出則一天加 1 點。

10 分鐘 目標行為與團體規範

1. 訂定本次課程中的目標行為，條列在白板上。

2. 複習團體規範、複習問題解決五步驟、複習專心方法。

3. 複習如何觀察對方：表情、身體姿勢、語調、字眼；與觀察自己：身體反應、感覺、想法。

10 分鐘 看兒童手冊與「有效的努力方法參考表」

「不努力的行為、感覺、想法」及「有效的努力方法參考表」。

35 分鐘 個別的不努力實際例子討論與角色扮演──家庭情境

1. 每對親子間共同討論，舉實際的家庭情境中例子，並討論使用鼓勵／提

醒自己的話，及有效的努力方法（寫在白板上）。

2. 抽籤，寫不努力的行為、感覺、想法、鼓勵／提醒自己的話，及有效的努力方法（寫在白板上）。

3. 小朋友表演，大聲表演出來。

4. 給表演者點數。

5分鐘　說明作業，爲結束做準備

1. 作業：用問題解決五步驟處理不努力行為。

2. ending 的準備：

(1)說明團體剩四次，最後一次有頒獎典禮，日常生活中努力的用問題解決五步驟解決遇到的事情，有最大獎等著大家。

(2)請大家要爲最後的成果發表進行努力，成果發表的方式爲：

- 在團體中實際用事件進行問題解決五步驟的表演。
- 拍 V8，帶來大家一起看。
- 拍照片，帶來大家一起看。

5分鐘　休息時間

休息與上廁所時間。

12分鐘　放鬆訓練

練習放鬆技巧。

8分鐘　選出今日之星，進行遊戲治療

結算點數，選出今日之星，給予讚美並請今日之星決定今日的遊戲。

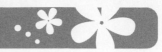

3 兒童手冊

❋ 不努力的行為、感覺、想法

不努力的行為	不努力的感覺	不努力的想法
♥ 發呆 ♥ 做別的事情（玩電玩、玩鉛筆、玩橡皮擦、畫圖、玩手邊的小東西） ♥ 分心 ♥ 想別的事情 ♥ 想看看外面 ♥ 被外面的聲音吸引 ♥ 找旁邊的同學講話 ♥ 捉弄旁邊的同學	♥ 我覺得好難喔！ ♥ 我覺得好煩喔！ ♥ 我覺得生氣了！ ♥ 我覺得討厭！	♥ 看低自己的想法 —這個科目我不太行！ —我好差勁（我好笨、我好遜）！ ♥ 受到挫折的想法 —我討厭數學！ —我受不了這個作業了！ ♥ 放棄的想法 —算了，我看到這些東西就噁心！ —我寧願去玩！ —我放棄了！

　　小朋友，當你發現你有不努力的行為、感覺及想法的時候，就表示你開始不努力了！記得要馬上用問題解決五步驟來讓自己更努力喔！

❋ 內在語言

鼓勵自己的話

♥ 我絕不放棄！ ♥ 我盡力做做看！ ♥ 我盡量試試看！	♥ 我可以做到的，只要我再試試看！ ♥ 我要努力的做！ ♥ 如果我不能做到最好的，也沒有關係，就試試看！

提醒自己的話

❤ 我要專心！
❤ 我要努力讀數學！
❤ 我要趕快寫完作業！

　　小朋友，你可以把「提醒自己的話」和「鼓勵自己的話」合起來用，效果會更好喔！例如「我要努力讀數學，我絕不放棄」。

4 有效的努力方法參考表

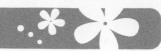

　　親愛的小朋友，當你發現自己有不努力的行為、感覺及想法的時候，除了可以用鼓勵／提醒自己的話之外，還可以用以下「有效的努力方法」喔！你可以試試看！

1. 堅定的態度	告訴別人你的想法，例如：現在在上課，請你不要跟我說話。
2. 忽略	例如：別人一直踢你的椅子，別理他！或旁邊有人在聊天讓你不專心，別理他！
3. 內在語言	默唸鼓勵／提醒自己的話，例如：我絕不放棄！我要專心！我要努力的做！
4. 去除讓你不專心的東西	例如：把電視關掉，會讓你更能專心的寫功課喔！或是把不需要用到的文具收到抽屜裡，讓桌面乾淨，可以讓你比較不容易分心喔！
5. 默讀	可以一邊寫功課，一邊輕聲的把功課唸出來，這樣可以讓自己更專心喔！
6. 寫下重點	上課聽到老師說重要的話時，就可以拿筆寫下來，幫助自己專心。
7. 先苦後甘	先做完困難的事情，再找一件好的、喜歡的事情來獎賞自己。例如：先做完功課，再去玩或看電視。
8. 寫標語	可以把「鼓勵／提醒自己的話」寫下來，放在容易看到的地方，例如：放在鉛筆盒裡、書桌前或壓在桌墊下。
9. 請別人提醒	在學校的時候，可以請旁邊的同學提醒自己要專心；在家裡的時候，可以請媽媽／爸爸提醒自己要專心。

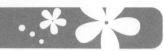

5 父母手冊

✳✳ 本週課程重點

不努力處理。

✳✳ 課程說明

本週的課程重點在教導兒童學習辨識有關自我不努力的線索。首先教導兒童有關努力的概念是：面對一些特定的事情，可能是比較困難的（作業、自修）或是必須要去做的（爸爸、媽媽的命令），就需要比較用心努力的去完成。其次是分別教導兒童練習辨識不努力的**想法、感覺**，以及不努力時會出現的**不合情境之行為**。在了解如何辨識不努力後，再利用**問題解決五步驟**來處理不用功的問題。

✳✳ 作業練習

問題解決五步驟記錄（兒童用）

本週開始作業的重點在於當兒童面對問題時，能清楚的利用問題解決五步驟來面對並處理不努力問題。因此兒童會有一本隨身攜帶的**不努力問題解決五步驟使用記錄表**，以記錄他在學校或家裡所遭遇的不努力問題與處理方式。

爸爸／媽媽每天要做的事，是每天選一個時間與孩子討論他的「**問題解決五步驟作業練習記錄表**」。爸爸／媽媽在檢視兒童的作業時，每一個步驟都必須加以檢查：有沒有仔細的記錄、有沒有做到課程方案中教導的技巧。在討論的過程中，當孩子有好的表現，如：在問題情境中能正確的辨識出感覺、想法、不適宜的行為、能夠想出很多的解決方法、能對想出的方法思考可能的結果等等，馬上要給孩子立即回應，指出孩子用對了方法。另外也請爸爸／媽媽檢視孩子在運用解決問題的好方法時，是否正確及是否遇到困難，並協助孩子正確

的練習。

　　在課程中教導的技巧，需透過爸爸／媽媽細心的監督孩子實地練習運用，方能達到最大的功效。在作業的部分，爸爸／媽媽可能必須花滿多時間與心力，但相信在我們一同努力的情況下，對孩子的幫助會最大。

　　爸爸／媽媽加油喔！

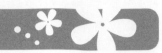

6 白板表

姓名				
不專心的例子				
不努力的行為				
不努力的感覺				
不努力的想法				
鼓勵／提醒自己的話				
有效的努力方法				

7 不努力問題解決五步驟使用記錄表

月　日（　）			兒童姓名：＿＿＿＿＿＿＿								

停！什麼問題？	在哪裡？ 有誰？ 怎麼了？										

不努力的行為				不努力的感覺				不努力的想法			

有哪些方法？	1.				2.				3.		

結果	老師	父母	別人	自己	老師	父母	別人	自己	老師	父母	別人	自己
	☺	☺	☺	☺	☺	☺	☺	☺	☺	☺	☺	☺

哪一個方法最好？

方法1☐　方法2☐　方法3☐　要選大家樂的計畫喔！

做做看！行得通嗎？（請打勾）

行☐	不行☐

8 停！想和用問題解決五步驟！

月　日　（　　）　　　　　　　　兒童姓名：＿＿＿＿＿＿＿＿

日期	停！什麼問題	「誰說」要用問題解決五步驟	使用的效果 （請勾選適合的選項）
			＿＿ 0 用原來的方法，沒有使用五步驟解決。 ＿＿ 1 嘗試用一點，但沒有真正的進行。 ＿＿ 2 努力嘗試和使用，但持續時間短。 ＿＿ 3 真正努力嘗試和使用，且持續一段時間。
			＿＿ 0 用原來的方法，沒有使用五步驟解決。 ＿＿ 1 嘗試用一點，但沒有真正的進行。 ＿＿ 2 努力嘗試和使用，但持續時間短。 ＿＿ 3 真正努力嘗試和使用，且持續一段時間。
			＿＿ 0 用原來的方法，沒有使用五步驟解決。 ＿＿ 1 嘗試用一點，但沒有真正的進行。 ＿＿ 2 努力嘗試和使用，但持續時間短。 ＿＿ 3 真正努力嘗試和使用，且持續一段時間。
點數合計			
備註	點數計算： 1. 使用的效果（0～3）每天相加，再除以2。 2. 由小朋友提出要使用問題解決五步驟幾天，再加幾點。		

PART

19

第十六次兒童團體

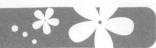

1 流程

主題

負向想法與感受管理（負向想法辨識）。

目的

1. 說明負向想法概念及其與負向感受間的關係。
2. 幫助兒童發展技巧與辨識負向想法。

時間	內容	說明
5 分鐘	check in	討論上週家庭作業、技巧練習情況與使用情境。
10 分鐘	訂定目標	訂定此次團體中的目標行為，提醒團體規範。
10 分鐘	看兒童手冊	
35 分鐘	角色扮演自我負向想法	用兒童自己舉的例子表演自我負向想法。
5 分鐘	本週作業，ending 的準備	交代作業。
5 分鐘	休息時間	休息與上廁所時間。
12 分鐘	放鬆訓練	練習放鬆技巧。
8 分鐘	今日之星與遊戲	選出今日之星、遊戲時間。

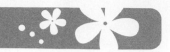

2 課程內容

5分鐘 檢查上週作業記錄，給點數

1. set stage：(1)先說明要小朋友專心聽其他人說話，協同治療師會每隔三至五分鐘給有面向說話的人、看著說話的人，與坐好的小朋友點數！(2)大聲說話的小朋友，治療師會給點數；音量較小者，在剛開始的時候給點數加以訓練。(3)提醒小朋友，要靠自我控制去提醒自己已經會的行為，不要依賴治療師給點數。

2. 檢查上週作業記錄，並與孩子討論技巧練習的執行情境及狀況，順不順利？是否有遇到困難？如何去解決？

3. 作業記錄表：六至七天（3點），三至五天（2點），一至二天（1點）。

4. 放鬆訓練：四至七天（2點），一至三天（1點）。

5. 五步驟記錄表：0至3選項等於點數，相加後除以2，由兒童提出則一天加一點。

10分鐘 目標行為與團體規範

1. 訂定本次課程中的目標行為，條列在白板上。

2. 複習團體規範、複習問題解決五步驟與複習專心方法。

3. 複習如何觀察對方：表情、身體姿勢、語調、字眼；與觀察自己：身體反應、感覺、想法。

10分鐘 看兒童手冊

說明：今天要進行的是與自我有關的負向想法，這是在整個訓練課程後期最重要的一部分，過動症兒童經常因事情做失敗而內在歸因，我們要訓練兒童不要內在歸因，保護兒童的自尊心，避免過動症兒童的自卑與低自尊。告訴兒童自我負向想法會導致不好的感覺，因此發現自己有不好的想法時，要提醒自

己不要這樣想。

35 分鐘　負向想法角色扮演

1. 治療師先進行自我負向想法角色扮演，將內在想法大聲說出並表演出感覺，要兒童猜對自己不好的想法、感覺（將想法、感覺寫在白板上，給猜對者點數）。

   （腳本：我最害怕上台說話，表現不好的時候，我就會出現負向想法，心裡就想：「我好差勁喔！」然後就覺得很難過。）

2. 抽籤決定兒童表演的順序，並給予二至三分鐘讓兒童與家長討論表演自我負向想法事件。

3. 兒童依抽籤順序進行表演，大聲說出內在想法並表演出情緒讓其他小朋友猜（想法／感覺寫於白板上，並給猜對者點數）。

5 分鐘　說明作業，為結束做準備

1. 作業：用問題解決五步驟來辨識負向想法。

2. ending 的準備：

   (1)說明團體剩三次，最後一次有頒獎典禮，日常生活中努力的用問題解決五步驟解決遇到的事情，有最大獎等著大家。

   (2)請大家要為最後的成果發表進行努力，成果發表的方式為：

   ● 在團體中實際用事件進行問題解決五步驟的表演。

   ● 拍 V8，帶來大家一起看。

   ● 拍照片，帶來大家一起看。

5 分鐘　休息時間

休息與上廁所時間。

12 分鐘 放鬆訓練

練習放鬆技巧。

8 分鐘 選出今日之星，進行遊戲治療

結算點數，選出今日之星，給予讚美並請今日之星決定今日的遊戲。

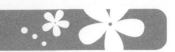

發現對自己不好的想法

小朋友，你有時候會不會對自己有一些不好的想法？例如覺得自己很不好，很差勁……等，特別是當你遇到一些困難的時候。

當你有這些對自己不好的想法時，你有什麼感覺呢？那些感覺是好的還是不好的？

小朋友，當你認為自己是一個很差勁、很笨的人時，你的感覺是什麼？是不是會覺得很難過、很生氣。相反的，當你認為自己是一個很棒、很好的人時，你的感覺會是什麼？是不是會感到很開心、很快樂？你有沒有發現，當你把自己往好的方面去想時，你就會有好的感覺；而當你把自己往壞的方面去想時，你就會有壞的感覺了。

	不好的	好的
對自己的想法	我真笨！ 我什麼都做不好！ 沒人喜歡我！ 我做不到，這太難了！ 算了吧！我才不要試！	我是個聰明的人。 我的人緣很好。 我長得很好看。 我真是不錯。
感覺	難過 生氣 失望 傷心 很煩	快樂 有自信 感覺很好 感覺很棒

當我們遇到一些挫折與困難時，都會對自己有一些不好的感覺，例如：當我考不好的時候，我就會覺得自己很笨。可是如果一直對自己有不好的想法，那就會

很不快樂了。所以我們要練習去發掘自己有不好的想法時提醒自己：喔！我又往壞的方面想了喔！

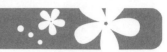
✱ 本週課程重點

負向想法（負向想法辨識）。

✱ 課程說明

本週的課程主要教導兒童練習辨識自我負向想法。當兒童遇到挫折與困難時，很容易出現一些對自己不好的想法，例如：當考試考不好，兒童就會覺得自己很笨，接著就會有一些難過等負面情緒。我們知道情緒是跟隨著想法而變動，當個人有不好的想法，就會有不好的情緒；相反的，如果有好的想法，就會有好的情緒。接下來的兩週，我們要教導兒童練習辨識並提醒自己開始有一些對自己不好的想法時，要把對自己不好的想法換成好的。家長在家中可以多提醒兒童，遇到一些困難與挫折時，可以用哪些話來提醒與鼓勵自己。

✱ 作業練習

自我負向想法／感覺辨識記錄表（兒童用）

本週作業的重點，在於當兒童面對問題時，開始出現自我負向的想法時，能辨識出這些對自己不利的想法與感覺，並利用問題解決五步驟來面對並處理問題。爸爸／媽媽可以多提醒孩子練習「鼓勵自己的話」。

爸爸／媽媽每天要做的事，是每天選一個時間與孩子討論他的**「自我負向想法／感覺辨識記錄表」**。爸爸／媽媽在檢視兒童的作業時，每一個步驟都必須加以檢查，有沒有仔細的記錄、有沒有做到課程方案中教導的技巧。在討論的過程中，當孩子有好的表現，如：在問題情境中能正確的辨識出負向的想法、感覺、能想出對自己好的想法（或鼓勵自己的話）、能在不同的場合中正確選擇適當的解決方法、能對想出的方法思考可能的結果、能對計畫執行後的結果

做仔細的評估等等，馬上要針對正確的部分給孩子立即的鼓勵。另外也請爸爸／媽媽檢視孩子在運用問題解決五步驟時是否正確及是否遇到困難，並協助孩子正確的練習。

爸爸／媽媽辛苦你們了！

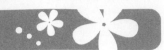

5 白板表

姓名	產生對自己不好想法的事件	對自己不好的想法	感覺
老師	「害怕上台說話表現不好的時候」		

6 自我負向想法／感覺辨識記錄表

月　日（　　）　　　　　　兒童姓名：＿＿＿＿＿＿

| 停！什麼問題？ | 產生對自己不好想法的例子： | 感覺 |
| | | 對自己不好的想法 |

	1.	2.	3.
有哪些方法？			

結果	老師	父母	別人	自己	老師	父母	別人	自己	老師	父母	別人	自己
	☺	☺	☺	☺	☺	☺	☺	☺	☺	☺	☺	☺

哪一一個方法最好？

方法1□　方法2□　方法3□　要選大家樂的計畫喔！

做做看！行得通嗎？（請打勾）

| 行□ | 不行□ |

7 停！想和用問題解決五步驟！✳

月　日（　　）　　　　　　　　兒童姓名：＿＿＿＿＿＿＿

日期	停！什麼問題	「誰說」要用問題解決五步驟	使用的效果（請勾選適合的選項）
			＿＿ 0 用原來的方法，沒有使用五步驟解決。 ＿＿ 1 嘗試用一點，但沒有真正的進行。 ＿＿ 2 努力嘗試和使用，但持續時間短。 ＿＿ 3 真正努力嘗試和使用，且持續一段時間。
			＿＿ 0 用原來的方法，沒有使用五步驟解決。 ＿＿ 1 嘗試用一點，但沒有真正的進行。 ＿＿ 2 努力嘗試和使用，但持續時間短。 ＿＿ 3 真正努力嘗試和使用，且持續一段時間。
			＿＿ 0 用原來的方法，沒有使用五步驟解決。 ＿＿ 1 嘗試用一點，但沒有真正的進行。 ＿＿ 2 努力嘗試和使用，但持續時間短。 ＿＿ 3 真正努力嘗試和使用，且持續一段時間。
點數合計			
備註	點數計算： 1. 使用的效果（0～3）每天相加，再除以 2。 2. 由小朋友提出要使用問題解決五步驟幾天，再加幾點。		

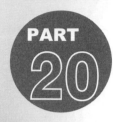

第十七次兒童團體

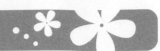

1 流程

主題

負向想法與感受管理（利用**恢復自信的方法**）。

目的

1. 繼續練習負向想法辨識。

2. 練習使用**恢復自信的方法**。

時間	內容	說明
5 分鐘	check in	討論上週家庭作業、技巧練習情況與使用情境。
10 分鐘	訂定目標	訂定此次團體中的目標行為，提醒團體規範。
10 分鐘	看兒童手冊	
30 分鐘	角色扮演討論	利用角色扮演，包括學校與家庭情境，與同儕互動或做功課時。練習辨認負向想法與恢復自信的方法。
10 分鐘	本週作業，ending 的準備	交代作業。
5 分鐘	休息時間	休息與上廁所時間。
12 分鐘	放鬆訓練	練習放鬆技巧。
8 分鐘	今日之星與遊戲	選出今日之星、遊戲時間。

2 課程內容（恢復自信的方法）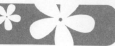

5分鐘 檢查上週作業記錄，給點數

1. set stage：(1)先說明要小朋友專心聽其他人說話，協同治療師會每隔三至五分鐘給有面向說話的人、看著說話的人，與坐好的小朋友點數！(2)大聲說話的小朋友，治療師會給點數；音量較小者，在剛開始的時候給點數加以訓練。(3)提醒小朋友，要靠自我控制去提醒自己已經會的行為，不要依賴治療師給點數。

2. 檢查上週作業記錄，並與孩子討論技巧練習的執行情境及狀況，順不順利？是否有遇到困難？如何去解決？

3. 作業記錄表：六至七天（3點），三至五天（2點），一至二天（1點）。

4. 放鬆訓練：四至七天（2點），一至三天（1點）。

10分鐘 目標行為與團體規範

1. 訂定本次課程中的目標行為，條列在白板上。

2. 複習團體規範。

3. 複習問題解決五步驟、複習專心方法。

4. 複習如何觀察對方：表情、身體姿勢、語調、字眼；與觀察自己：身體反應、感覺、想法。

10分鐘 看兒童手冊

恢復自信的方法。

30分鐘 角色扮演與討論

1. 說明對自己不好的想法（負向想法）會引發不好的感覺，對自己好的想法會產生好的感覺，利用「恢復自信的方法」（p. 243）讓自己快樂一

點。

2. 治療師舉自己的例子表演負向想法（表演出情緒來，並大聲說出來）→
表演對自己好的想法（大聲說改變後的情緒，並表演出來，協同治療師
寫在白板上）。

（腳本：我最害怕上台說話，表現不好的時候，我就會出現對自己不好
的想法：「我好差勁喔！」）

3. 抽籤決定兒童表演的順序，並給予二至三分鐘讓兒童與家長討論表演對
自己不好的想法。

4. 兒童依抽籤順序進行表演，如下述之流程表演（協同治療師寫在白板
上）。

腳本結構	老師的腳本
大聲說出對自己不好的想法	「我好差勁喔！」
表演出你不好的感覺	低頭，表現出難過的樣子
大聲說出你不好的感覺	「我很難過！」
大聲說出你改變了的想法	「這有點難，但是我可以盡力試試看！」
大聲說出你改變了的感覺	「我很快樂，很有自信！」
表演出你改變了的感覺	抬頭挺胸，表現出有自信的樣子

10 分鐘　說明作業，為結束做準備

1. 作業：用問題解決五步驟發現對自己不好的想法，並用對自己好的想法
來取代。提醒小朋友，想法的改變不是一天就能成功的，要多多努力！

2. ending 的準備：

　(1)說明團體剩兩次，最後一次有頒獎典禮，日常生活中努力的用問題解
決五步驟解決遇到的事情，有最大獎等著大家。

　(2)小朋友回家和父母討論想要的禮物，下週帶來，會在最後一次團體頒
獎給小朋友。

(3)請大家要為最後一次的成果發表進行努力，成果發表的方式為：

- 在團體中實際用事件進行問題解決五步驟的表演。
- 拍 V8，帶來大家一起看。
- 拍照片，帶來大家一起看。

5 分鐘　休息時間

休息與上廁所時間。

12 分鐘　放鬆訓練

練習放鬆技巧。

8 分鐘　選出今日之星，進行遊戲治療

結算點數，選出今日之星，給予讚美並請今日之星決定今日的遊戲。

3 兒童手冊
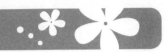

　　小朋友，從這週的練習中有沒有發現我們真的常常會有一些產生自卑的想法？這一次的課程我們要學一個「恢復自信的方法」，當你發現自己開始產生自卑的想法時，就可以馬上拿出來用喔！

場合／情境	產生自卑的想法	恢復自信的方法
1. 功課方面	我的數學不好。	數學有點難，不過我還是可以盡力去試試看。
	我考試考得很差。	我的能力是很強的，下次再努力成績就會好起來。
表演方面	我在說話課時，講不出話來。	只要平常多練習朗讀與演講，下次我就會表現得很好。
比賽方面	演講比賽我輸了，很難過。	沒關係，再接再厲，我會進步的！
2. 遇到不順利的事情，會不喜歡自己	怎麼什麼事都跟我作對？！	現在我是氣瘋了，不過我也還不錯啊！只是今天比較倒楣。
	為什麼我的功課都輸小明？！	我在學校的課業不算是最棒的，可是在其他方面很好啊！
	哥哥什麼都比我強！	每個人都有自己拿手跟不拿手的地方。
3. 人際關係方面	小華不喜歡和我玩。	我很難過小華不喜歡和我玩，但是還有很多人喜歡我，老師、爸爸、媽媽……。
	同學都愛捉弄我。	大人不計小人過，不要跟他們一般見識！

　　小朋友，你還有沒有其他常常出現的、產生自卑的想法呢？想想看，然後找一個恢復自信的方法喔！當你

發現開始產生自卑的想法時，馬上要用「恢復自信的方法」喔！

恢復自信的方法參考表

往好的方面想	1. 告訴自己往好的方面想。 2. 我有很大的進步空間。
相信自己	1. 相信自己的能力。 2. 叫我第一名！
努力向上	1. 找出原因，努力改進。 2. 如果我不能做到最好的，也沒有關係，就試試看！
肯定自己	1. 對著鏡子跟自己說：我好棒喔！ 2. 我做得很不錯！
樂觀	1. 不要跟別人比，跟自己比。 2. 失敗不一定是我的錯。
不要看低自己	1. 不要看扁自己，我是最棒的！ 2. 我在很多方面都很不錯，不要看低自己。

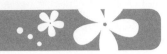
✲✲ 本週課程重點

負向、產生自卑的想法（恢復自信的方法）。

✲✲ 課程說明

經過學習辨識對自己的負向想法後，本週將教導兒童練習「恢復自信的方法」，也就是當兒童覺察自己開始有負向想法後，馬上利用恢復自信的方法加以置換，以改變負向想法帶來的負向情緒及對自我的否定。家長在家中可多觀察兒童的行為表現，並加強讚美其優點，以加強兒童的自信心及發覺自己的長處。

✲✲ 作業練習

恢復自信的方法記錄表（兒童用）

本週的課程重點在於孩子能清楚的辨識出對自己的負向想法，並利用「恢復自信的方法」來置換對自己不好的負向想法。爸爸／媽媽可以多提醒孩子練習使用「**恢復自信的方法**」，以幫助孩子避免用負向的看法來看待自己。

爸爸／媽媽每天要做的事，是每天選一個時間與孩子討論他的「**恢復自信的方法使用記錄表**」，若孩子能用恢復自信的想法就表示他用對方法了，馬上要給孩子立即且明確的讚美與鼓勵。另外若孩子尚不能想到恢復自信的想法時，也請爸爸／媽媽與孩子一起討論，協助孩子能更正向的自我思考。請爸爸／媽媽協助孩子正確的練習。

在課程中教導的技巧，需透過爸爸／媽媽細心的監督孩子實地練習運用，方能達到最大的功效。在作業的部分，爸爸／媽媽可能必須花滿多時間與心力，但相信在我們一同努力的情況下，對孩子的幫助會最大。爸爸／媽媽加油喔！

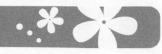

5 白板表

姓名				
對自己不好的想法	「我好差勁喔！」			
不好的感覺	「難過」			
對自己好的想法	「這有點難，但我可以盡力試試看！」			
改變後的感覺	「我很快樂，很有自信！」			

月　　日（　　）　　　　　　　　　兒童姓名：＿＿＿＿＿＿＿＿

| 停！什麼問題？ | 產生自卑想法的例子： | | 感覺 | |
| | | | 產生自卑的想法 | |

有哪些方法？（恢復自信的方法）	1.	2.	3.

結果	老師 ☺	父母 ☺	別人 ☺	自己 ☺	老師 ☺	父母 ☺	別人 ☺	自己 ☺	老師 ☺	父母 ☺	別人 ☺	自己 ☺

哪一一個方法最好？

方法1□　　方法2□　　方法3□　　要選大家樂的的計畫喔！

做做看！行得通嗎？（請打勾）

行 □	不行 □

7 停！想和用問題解決五步驟！

| 月　日（ ） | | | 兒童姓名：＿＿＿＿＿＿＿ |

日期	停！什麼問題	「誰説」要用問題解決五步驟	使用的效果 （請勾選適合的選項）
			＿＿ 0 用原來的方法，沒有使用五步驟解決。 ＿＿ 1 嘗試用一點，但沒有真正的進行。 ＿＿ 2 努力嘗試和使用，但持續時間短。 ＿＿ 3 真正努力嘗試和使用，且持續一段時間。
			＿＿ 0 用原來的方法，沒有使用五步驟解決。 ＿＿ 1 嘗試用一點，但沒有真正的進行。 ＿＿ 2 努力嘗試和使用，但持續時間短。 ＿＿ 3 真正努力嘗試和使用，且持續一段時間。
			＿＿ 0 用原來的方法，沒有使用五步驟解決。 ＿＿ 1 嘗試用一點，但沒有真正的進行。 ＿＿ 2 努力嘗試和使用，但持續時間短。 ＿＿ 3 真正努力嘗試和使用，且持續一段時間。
點數合計			
備註	點數計算： 1. 使用的效果（0～3）每天相加，再除以 2。 2. 由小朋友提出要使用問題解決五步驟幾天，再加幾點。		

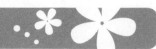

親愛的小朋友：

　　你很認真、很努力的參加完十七次的團體，在團體裡表現相當的好，老師們都好高興喔！為了獎勵這麼棒的你，所以我們決定要送一份禮物給你喔！但是我們不知道你希望得到什麼樣的禮物，所以請你在下面的空格裡寫下三種你希望得到的禮物，為什麼要三種呢？因為我們擔心買不到你想要的東西，所以請你依序寫下三種（第一種是最想要的、第二種是你第二想要的、第三種是你第三想要的），我們會盡量買你最想要的，但是第一種買不到的話，會買第二種想要的，就是這樣以此類推，跟爸爸／媽媽討論一下，然後把它寫下來吧！

♥ 第一想要的禮物	
♥ 第二想要的禮物	
♥ 第三想要的禮物	

PART

21

第十八次兒童團體

1 流程

主題

課程總複習。

目的

1. 複習問題解決五步驟的使用。

2. 複習人際問題解決技巧。

3. 複習辨識身體反應、情緒與想法。

4. 複習冷靜方法。

時間	內容	說明
5 分鐘	check in	討論上週家庭作業、技巧練習情況與使用情境。
5 分鐘	訂定目標	訂定此次團體中的目標行為，提醒團體規範。
50 分鐘	說明曾教過的各種方法、技巧	1. 說明問題解決五步驟。 2. 人際問題解決技巧。 3. 辨識生理反應、情緒與想法。 4. 冷靜方法。
5 分鐘	本週作業，ending 的準備	交代作業。
5 分鐘	休息時間	休息與上廁所時間。
12 分鐘	放鬆訓練	練習放鬆技巧。
8 分鐘	今日之星與遊戲	選出今日之星、遊戲時間。

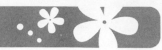

2 課程內容（總複習）

5分鐘 檢查上週作業記錄，給點數

1. set stage：(1)先說明要小朋友專心聽其他人說話，協同治療師會每隔三至五分鐘給有面向說話的人、看著說話的人，與坐好的小朋友點數！(2)大聲說話的小朋友，治療師會給點數；音量較小者，在剛開始的時候給點數加以訓練。(3)提醒小朋友，要靠自我控制去提醒自己已經會的行為，不要依賴治療師給點數。

2. 檢查上週作業記錄，並與孩子討論技巧練習的執行情境及狀況，順不順利？是否有遇到困難？如何去解決？

3. 作業記錄表：六至七天（3點），三至五天（2點），一至二天（1點）。

4. 放鬆訓練：四至七天（2點），一至三天（1點）。

5分鐘 目標行為與團體規範

1. 訂定本次課程中的目標行為，條列在白板上。

2. 複習團體規範。

10分鐘 複習問題解決五步驟

複習問題解決五步驟的使用（p. 254～256）。由小朋友搶答方式回答。或以問題解決小劇場方式進行複習。

1. 在辨識問題時，觀察自己與觀察別人的部分。

2. 想多個解決方法。

3. 評估結果與發明備份計畫。

4. 利用有效的方法。

10 分鐘 複習人際問題解決技巧

複習人際問題解決技巧（p. 257）。由小朋友搶答方式回答。或以問題解決小劇場方式進行複習。

　　1. 站在對方的立場，替他想一想。

　　2. 人際問題辨識。

　　3. 大家樂計畫。

10 分鐘 複習憤怒挫折管理

複習憤怒挫折管理（p. 258）。由小朋友搶答方式回答。或以問題解決小劇場方式進行複習。

　　1. 辨識身體反應與想法。

　　2. 辨識問題狀況與使用冷靜方法。

10 分鐘 複習不努力管理

複習不努力管理（p. 259）。由小朋友搶答方式回答。或以問題解決小劇場方式進行複習。

　　1. 檢視努力與不努力辨識。

　　2. 利用努力的有效方法。

10 分鐘 複習自卑想法與恢復自信的方法

複習產生自卑的想法與感受管理（p. 260、261）。由小朋友搶答方式回答。或以問題解決小劇場方式進行複習。

　　1. 產生自卑的想法辨識。

　　2. 利用恢復自信的方法。

5分鐘 說明作業，為結束做準備

1. 作業：用問題解決五步驟來解決生活上的問題。

2. 最後一次有頒獎典禮，請大家要為最後一次的成果發表進行努力，成果
   發表的方式為：

   (1)在團體中實際用事件進行問題解決五步驟的表演。

   (2)拍 V8，帶來大家一起看。

   (3)拍照片，帶來大家一起看。

5分鐘 休息時間

休息與上廁所時間。

12分鐘 放鬆訓練

練習放鬆技巧。

8分鐘 選出今日之星，進行遊戲治療

結算點數，選出今日之星，給予讚美並請今日之星決定今日的遊戲。

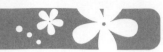

3 問題解決五步驟技巧

一、停！什麼問題？

1. 先看外在環境有沒有危險。
2. 觀察別人，包括身體姿勢、表情、語調、字眼。
3. 觀察自己，包括身體反應、感覺、想法。
4. 替他人想一想，猜想別人的身體反應、感覺、想法。

二、有哪些方法？

1. 知道問題是什麼了，就要開始想方法喔！
2. 要腦力激盪想出多個解決方法。
3. 也可以使用「有效的努力方法參考表」裡的方法。

三、哪一個方法最好？

1. 想出方法了，要選擇一個最好的方法。
2. 選方法的時候可以利用結果評估的方法，選擇一個大家都可以接受的方法。
3. 記得還要有一個備份的方法喔！

四、做做看！

運用你決定的最好方法去解決吧！

五、行得通嗎？

1. 看看結果，你的感覺好不好？別人的感覺好不

好？

2. 如果大家的感覺都不錯，那就表示你做得很好，是一個好方法喔！

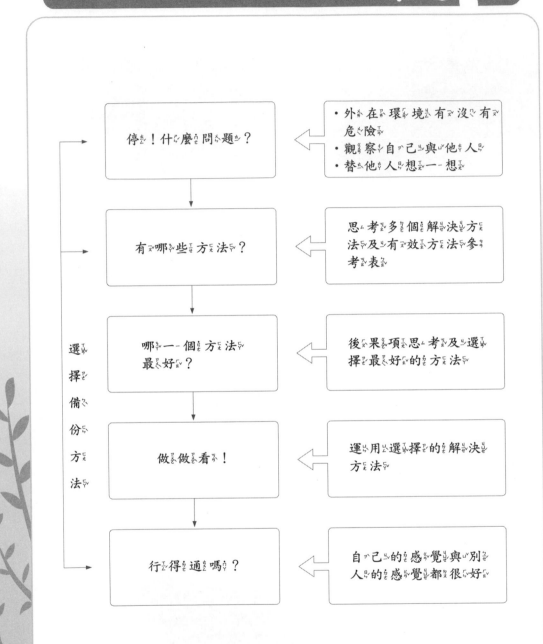

停！什麼問題？
- 外在環境有沒有危險
- 觀察自己與他人
- 替他人想一想

有哪些方法？
思考多個解決方法及有效方法參考表

哪一個方法最好？
後果項思考及選擇最好的方法

做做看！
運用選擇的解決方法

行得通嗎？
自己的感覺與別人的感覺都很好

選擇備份方法

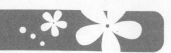

5 有效方法參考表

　　親愛的小朋友，你會不會在執行問題解決五步驟時，常常為了想有哪些方法而傷腦筋？沒有關係，以下所列出的是一些在日常生活中很有效的解決方法喔！你可以試試看！

1. 堅定的態度	告訴別人你的想法，例如：請你不要插隊。
2. 表達感受	告訴別人你的感受，例如：你這樣做我覺得很生氣。
3. 合作與分享	例如：和同學一起玩球，或和妹妹一起玩電動。
4. 忽略	例如：別人一直踢你的椅子，別理他！或有人叫你的綽號，別理他！
5. 傾聽	注意聽別人說話，看他有什麼意見。
6. 交談	心平氣和的和對方談，比較容易解決問題喔！
7. 輪流	大家別搶，一個一個排隊輪流，公平吧！
8. 持續眼神接觸	表示有在聽別人說話，重視別人，別人會很高興喔！
9. 替他人想一想	例如：他不是故意的，原諒他吧！
10. 內在語言	例如：默唸「我要專心，我要冷靜」。
11. 邀請別人參加	面帶微笑走向對方，誠心、認真的說明，邀請對方加入活動。例如：你可以跟我們一起玩嗎？

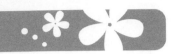

6 冷靜方法

小朋友，當你發現自己有生氣與憤怒的想法時，你要在心裡面大聲對自己喊「停！」，接著把生氣與憤怒這一類的想法丟掉。

然後，你要記住去使用下面的**冷靜方法**：

提醒自己的話

- ♥ 放鬆點！放輕鬆！放輕鬆一點！
- ♥ 保持冷靜！
- ♥ 深深吸一口氣！
- ♥ 我開始緊繃了，放鬆我的脖子和肩膀！
- ♥ 注意聽，保持冷靜，待會兒就輪到我說了！
- ♥ 如果我現在生氣了，就會如他所願，我要撐下去！
- ♥ 忽略他，不要管他，我要撐下去！

放鬆訓練

做一做我們教的放鬆訓練，在心裡面一直重複的唸「我很安靜，我很輕鬆」。

想像法

想像自己到海邊或河邊坐一坐，或躺在大草原上，大自然會讓你的心情變得舒服、平靜。

轉移注意力的方法

喝水、聽音樂、唱歌、睡覺、暫時離開一下、看窗外。

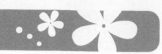

親愛的小朋友，當你發現自己有不努力的行為、感覺及想法的時候，除了可以用鼓勵／提醒自己的話之外，還可以用以下「有效的努力方法」喔！你可以試試看！

1. 堅定的態度	告訴別人你的想法，例如：現在在上課，請你不要跟我說話。
2. 忽略	例如：別人一直踢你的椅子，別理他！或旁邊有人在聊天讓你不專心，別理他！
3. 內在語言	默唸鼓勵／提醒自己的話，例如：我絕不放棄！我要專心！我要努力的做！
4. 去除讓你不專心的東西	例如：把電視關掉，會讓你更能專心的寫功課喔！或是把不需要用到的文具收到抽屜裡，讓桌面乾淨，可以讓你比較不容易分心喔！
5. 默讀	可以一邊寫功課，一邊輕聲的把功課唸出來，這樣可以讓自己更專心喔！
6. 寫下重點	上課聽到老師說重要的話時，就可以拿筆寫下來，幫助自己專心。
7. 先苦後甘	先做完困難的事情，再找一件好的、喜歡的事情來獎賞自己。例如：先做完功課，再去玩或看電視。
8. 寫標語	可以把「鼓勵／提醒自己的話」寫下來，放在容易看到的地方，例如：放在鉛筆盒裡、書桌前或壓在桌墊下。
9. 請別人提醒	在學校的時候，可以請旁邊的同學提醒自己要專心；在家裡的時候，可以請媽媽／爸爸提醒自己要專心。

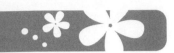

8 恢復自信的方法

小朋友，當你發現自己開始有產生自卑的想法時，就可以馬上把「**恢復自信的方法**」拿出來用喔！

場合／情境		產生自卑的想法	恢復自信的方法
1.	功課方面	我的數學不好。	數學有點難，不過我還是可以盡力去試試看。
		我考試考得很差。	我的能力是很強的，下次再努力成績就會好起來。
	表演方面	我在說話課時，講不出話來。	只要平常多練習朗讀與演講，下次我就會表現得很好。
	比賽方面	演講比賽我輸了，很難過。	沒關係，再接再厲，我會進步的！
2.	遇到不順利的事情，會不喜歡自己	怎麼什麼事都跟我作對？！	現在我是氣瘋了，不過我也還不錯啊！只是今天比較倒楣。
		為什麼我的功課都輸小明？！	我在學校的課業不算是最棒的，可是我在其他方面很好啊！
		哥哥什麼都比我強！	每個人都有自己拿手跟不拿手的地方。
3.	人際關係方面	小華不喜歡和我玩。	我很難過小華不喜歡和我玩，但是還有很多人喜歡我，老師、爸爸、媽媽……。
		同學都愛捉弄我。	大人不計小人過，不要跟他們一般見識！

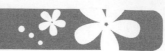

9 恢復自信的方法參考表

往好的方面想	1. 告訴自己往好的方面想。 2. 我有很大的進步空間。
相信自己	1. 相信自己的能力。 2. 叫我第一名！
努力向上	1. 找出原因，努力改進。 2. 如果我不能做到最好的，也沒有關係，就試試看！
肯定自己	1. 對著鏡子跟自己說：我好棒喔！ 2. 我做得很不錯！
樂觀	1. 不要跟別人比，跟自己比。 2. 失敗不一定是我的錯。
不要看低自己	1. 不要看扁自己，我是最棒的！ 2. 我在很多方面都很不錯，不要看低自己。

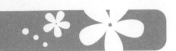

10　課程總複習

不同問題的技巧	特別記得
人際問題解決技巧	1. 觀察別人。 2. 觀察自己。 3. 記得站在對方的立場，替他想一想。 4. 選擇大家樂的方法。
面對強烈情緒與保持冷靜	1. 先辨識身體反應與想法。 2. 記得使用冷靜方法。 3. 使用放鬆技巧。
當不努力的時候	1. 先辨識不努力的行為、感覺、想法。 2. 記得使用努力的方法。
面對產生自卑的想法與感覺	1. 先辨識產生自卑的想法。 2. 記得使用恢復自信的方法。

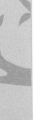

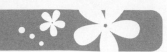

角色需求：問題解決高手、媽媽、小明。

問題解決高手：各位小朋友，大家好，我是問題解決
　　　　　　　高手。在學習完一系列的課程之後，
　　　　　　　我們今天要把學過的內容做總複習。
　　　　　　　等等我們先來看一個小短劇，在過程
　　　　　　　中，會請問小朋友相關的問題，知道
　　　　　　　答案的小朋友可以舉手回答。在這之
　　　　　　　前，我們先來複習一下問題解決五步
　　　　　　　驟的流程圖。

（問題解決高手利用投影片複習問題解決流程）

問題解決高手：好，大家都很清楚之後，現在開始我
　　　　　　　們的小短劇。

（媽媽正在廚房做菜，小明在客廳看電視）

　　媽媽：小明你剛放學，先去做功課。

　　小明：喔！（還是繼續在看電視）

　　　　　（停一下）

　　媽媽：小明，先去做功課啊！

　　小明：好啦！（繼續看電視）

　　媽媽：我叫你去寫功課，你為什麼還不去
　　　　　寫？

　　小明：好啦！等一下啦！快廣告了，再看三分
　　　　　鐘好不好。

　　　　　（三分鐘後……）

　　媽媽：（表情：憤怒；身體姿勢：雙手叉腰）你
　　　　　要我叫幾次，叫你去寫功課，一直好

啦好啦，動都不動。

小明：（身體反應：呼吸變急；情緒：生氣）
很煩耶！（大聲，好想摔遙控器）

憤怒挫折管理

問題解決高手：小明這時候的情緒是什麼？（生氣）

問題解決高手：所以我們在問題解決的時候，有生氣的情緒要先進行憤怒管理。首先小明有什麼生氣與憤怒的身體反應？（呼吸變急、聲音變大）

問題解決高手：有誰發現了小明有什麼生氣引發的想法？（想摔遙控器）

問題解決高手：好，大家都很清楚喔！那我們接下來看小明發現了自己有憤怒的情緒，接下來他怎麼做？

小明：我現在很生氣，所以我要試試看老師教我的「冷靜方法」。我很安靜，我很輕鬆。我很安靜，我很輕鬆。我要心平氣和的和媽媽溝通。

問題解決高手：有誰知道小明用了什麼冷靜的方法？（放鬆訓練與提醒自己的方法）還有哪些方法可以使用？（想像法、轉移注意力的方法）

問題解決五步驟

> 小明：呼～現在比較不生氣了。那我現在應
> 該利用問題解決五步驟來解決我和媽
> 媽的衝突。

（問題解決高手利用投影片來代答）

❤「停！什麼問題？」要辨別哪些線索？（外界線索：環
　境有沒有危險、對方的表情、身體姿勢、語調、字眼；
　內在線索：自己的身體反應、行為表現、情緒、想
　法）

❤「有哪些方法？」要多想幾個，最好是幾個方法呢？

❤「哪一個方法最好？」怎麼選？

人際衝突問題解決

> 小明：好，那我現在應該利用「有效方法參
> 考表」的方法來試試看。我想媽媽也
> 是為我好。媽媽，對不起。我剛剛講話
> 的態度不好，你可以原諒我嗎？我現
> 在就去寫功課。
>
> 媽媽：好，小明，你很乖。快去寫功課，等等
> 爸爸下班回來我們就可以開飯了。
>
> 小明：嗯嗯，好。
>
> 問題解決高手：有誰知道小明剛剛利用了哪兩個有效
> 方法呢？（替他人想一想、交談）好，很
> 棒。不同的問題情境可以使用不同的有

效方法，小朋友還有哪些有效方法呢？
（堅定的態度、表達感受、合作與分享、
忽略、傾聽、輪流、持續眼神接觸、內在
語言、邀請別人參加、表達關心）

不努力管理

小明：等一下！問題解決高手，還有底下的小
朋友。我還有個問題，我真的覺得寫功
課好煩，而且我也很討厭數學，所以我
才看電視，不想去寫功課。你們能不能
幫幫我？

問題解決高手：好，我們請現場的小朋友幫幫小明好
了，這算是一個不努力的行為，所以
我們一起使用老師教的不努力行為的
問題解決吧！（問題解決高手利用投
影片引導小朋友找出剛剛小明所說的
不努力的行為、感覺與想法）

問題解決高手：好，那現在誰能替小明提出一個有效
的方法？

小明：好棒喔！那我可以試試看。謝謝你們。

問題解決高手：所以，問題解決高手又再一次的與小
朋友一起解決問題了。

（二十分鐘後，小明在房間裡）

負向想法辨識與恢復自信的方法

小明：好難喔！這次的數學作業未免也太難
了。我好笨喔～我怎麼那麼笨那麼笨～
（開始大哭）

問題解決高手：小明，你怎麼啦？

小明：我的數學作業好難，我都不會做。我
好笨、好差勁。

問題解決高手：小朋友，我們一起來幫助小明吧！（利
用PPT找出引發對自己不好的想法、感
覺）哪個小朋友能上來教小明怎麼使
用恢復自信的有效方法呢？

問題解決高手：好，謝謝×××小朋友。小明，你現在覺
得怎麼樣呢？

小明：好多了，也變得比較有自信了。

問題解決高手：很棒喔！小朋友，以後當你發現有對
自己不好的想法時，也要使用這些方
法來恢復自信喔！

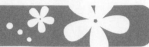

問題	
答案	

13 複習訓練專心的方法

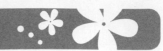

1. 面向說話的人（老師或同學）。
2. 眼睛看著說話的人。
3. 要保持微笑。
4. 聽懂了要點頭微笑。

　　請父母每天上學前提醒孩子做到專心方法四步驟，也請父母每天放學後問問孩子有沒有做專心方法四步驟，如果孩子說有，給孩子口頭稱讚。如果孩子說沒有，請父母跟孩子一起討論問題，檢討改進方法。也可以問孩子，在班上誰最專心，誰功課好，請孩子天天觀察這位同學的專心方法，問孩子這位同學是如何專心的。請記得每天上學前跟孩子提醒，放學後討論與檢討，持續一個月。一個月後，開始降低天數，一週提醒降為三天，然後降為兩天，然後降為一天，最後二至四週提醒一次，接著好幾個月再連續提醒幾天。別忘了提醒時，小朋友做得好一定要給予口頭稱讚與微笑，不可以給物質獎賞，以銜接老師的社會性增強。

月　　日（　　）　　　　　　　　兒童姓名：_____

問題？			
有哪些方法？（恢復自信的方法）	1.	2.	3.

結果	老師	父母	別人	自己	老師	父母	別人	自己	老師	父母	別人	自己
	☺	☺	☺	☺	☺	☺	☺	☺	☺	☺	☺	☺

哪一個方法最好？

方法1□　方法2□　方法3□　要選大家樂的計畫喔！

做做看！行得通嗎？（請打勾）

行□	不行□

15 停！想和用問題解決五步驟！

| 月 日 ( ) | | | 兒童姓名：＿＿＿＿＿＿ |

日期	停！什麼問題	「誰說」要用問題解決五步驟	使用的效果 （請勾選適合的選項）
			___ 0 用原來的方法，沒有使用五步驟解決。 ___ 1 嘗試用一點，但沒有真正的進行。 ___ 2 努力嘗試和使用，但持續時間短。 ___ 3 真正努力嘗試和使用，且持續一段時間。
			___ 0 用原來的方法，沒有使用五步驟解決。 ___ 1 嘗試用一點，但沒有真正的進行。 ___ 2 努力嘗試和使用，但持續時間短。 ___ 3 真正努力嘗試和使用，且持續一段時間。
			___ 0 用原來的方法，沒有使用五步驟解決。 ___ 1 嘗試用一點，但沒有真正的進行。 ___ 2 努力嘗試和使用，但持續時間短。 ___ 3 真正努力嘗試和使用，且持續一段時間。
點數合計			
備註	點數計算： 1. 使用的效果（0～3）每天相加，再除以2。 2. 由小朋友提出要使用問題解決五步驟幾天，再加幾點。		

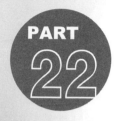

PART

22

第十九次兒童團體

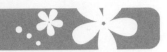

1 流程

主題

成果分享。

目的

團體結束與成果分享。

時間	內容	說明
10 分鐘	check in	討論上週家庭作業、技巧練習情況與使用情境。
10 分鐘	目標行為與團體規範	訂定此次團體中的目標行為,提醒團體規範。
50 分鐘	成果分享	由每位小朋友與父母展示過去一個月在家中練習本方案技巧之成果,可以用錄影帶、照片、畫圖或演戲的方式進行。
10 分鐘	頒獎	總點數計算與頒獎。
10 分鐘	今日之星與遊戲	選出今日之星(總點數最高)、遊戲時間。

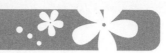

2 課程內容（團體結束）

10 分鐘 檢查一個月之作業記錄，給點數

1. set stage：(1)先說明要小朋友專心聽其他人說話，協同治療師會每隔三至五分鐘給有面向說話的人、看著說話的人，與坐好的小朋友點數！(2)大聲說話的小朋友，治療師會給點數；音量較小者，在剛開始的時候給點數加以訓練。(3)提醒小朋友，要靠自我控制去提醒自己已經會的行為，不要依賴治療師給點數。

2. 檢查一個月之作業記錄，並與孩子討論技巧練習的執行情境及狀況，順不順利？是否有遇到困難？如何去解決？

3. 作業記錄表：六至七天（3點），三至五天（2點），一至二天（1點）。

4. 放鬆訓練：四至七天（2點），一至三天（1點）。

10 分鐘 目標行為與團體規範

1. 訂定本次課程中的目標行為，條列在白板上。

2. 複習團體規範。

50 分鐘 團體結束與成果分享

1. 說明團體結束以及技巧要繼續維持下去，熟能生巧，就像算術、騎腳踏車一樣。

2. 說明本團體進行方式，由每位小朋友協同媽媽展示過去一個月在家中練習本方案技巧之成果，可以用錄影帶或演戲的方式進行。

10 分鐘 結算總點數、頒獎

1. 總點數計算與頒獎。

2. 說明未來家長可以繼續使用本方案中教導之技巧，若遇到困難可以到醫

院門診掛號尋求協助。

10 分鐘 選出今日之星，進行遊戲治療

1. 頒發破百獎。

2. 請父母填寫父母評量表，遊戲結束後交給協同治療師。

3. 進行遊戲治療。

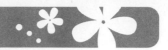

3 頒獎程序

1. 頒獎（一分鐘）。

2. 頒獎過程（六分鐘）：

   ● 司儀介紹小朋友得到的獎項與進步事項。

   ● 司儀會將獎品交給頒獎人。

   ● 頒獎人握手、稱讚鼓勵小朋友。

3. 頒獎人致謝辛苦的媽媽（三分鐘）。

姓名	獎項	進步事項
×××	努力不懈獎	1. 當目標小孩時，很努力的做到目標行為。 2. 不是目標小孩時，非常帥氣、很有風度地稱讚別人。 3. 每次都寫很多作業，且有使用「問題解決五步驟」及參考「有效方法參考表」、「冷靜方法」。 4. 課程中能面向說話的人、看著說話的人、不亂動。 5. 課程中不會說不好聽的話，也沒有東張西望和靠著媽媽。
×××	作業最棒獎	1. 作業概念清楚、字體端正。 2. 努力思考解決方法並善用堅定的方法。 3. 微笑接受稱讚、微笑稱讚他人且很有禮貌。 4. 上課專心聽從治療師講解。 5. 盡心盡力做到目標行為。
×××	專心進步獎	1. 上課會努力看著和面對說話的人。 2. 努力做到目標行為。 3. 持續練習放鬆訓練。 4. 主動參與課程表演。 5. 主動稱讚其他小朋友的好行為。
×××	專心模範獎	1. 專心的方法四步驟做得很成功。 2. 認真投入課程，並主動舉手提供解決方法。 3. 課程中能持續專注於正在進行的活動中。 4. 會適時豎大拇指稱讚別人，也適當地接受別人的稱讚。 5. 常自己主動提出要使用問題解決五步驟。

（續）

姓名	獎項	進步事項
×××	進步最多獎	1. 能夠主動參與角色扮演，且表演得很好。 2. 能夠主動稱讚別人。 3. 能夠接受老師指導，並立即使用技巧。 4. 會主動幫忙大哥哥、大姊姊布置與收拾。 5. 是內在語言的高手，會使用「我有其他優點，我很棒」來控制自己的情緒。

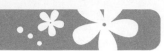

4 父母評量治療進步表

❊ 兒童姓名：＿＿＿＿＿＿＿

❊ 家長姓名：＿＿＿＿＿＿＿

❊ 與兒童的關係（父親、母親……等）：＿＿＿＿＿＿＿

❊ 評量日期：＿＿＿＿＿＿＿

❊ 評量說明：請你回答最後兩週你與孩子的治療進步狀況。請就下列每一個
   題目勾選（打勾），1分代表非常不同意，6分代表非常同意。

	1 非常不同意	2 很不同意	3 不同意	4 同意	5 很同意	6 非常同意
1. 我知道如何對我的孩子使用團體中所教的技巧。						
2. 我會對我的孩子使用團體中所教的技巧。						
3. 我對我的孩子成功的使用團體中所教的技巧。						
4. 我對團體中所教的技巧很熱衷使用。						
5. 我的孩子知道如何使用團體中所教的技巧。						
6. 我的孩子會使用團體中所教的技巧。						
7. 我的孩子成功使用團體中所教的技巧。						
8. 我的孩子對團體中所教的技巧很熱衷使用。						
9. 我與我的孩子一起將技巧做得很成功，且相處良好。						

5　專業人員療效評估概念

父母部分

療效評估概念與內涵	説明	題目
促進孩子學習		
監督	督促孩子作業練習並檢查正確性,並評估孩子使用技巧狀況。	1. 父母知道如何對孩子使用團體中所教的技巧。
協助	父母在課堂中能協助孩子理解課程並給予規範的提醒;在日常生活中能引導孩子使用新技巧來處理問題。	2. 父母會對孩子使用團體中所教的技巧。
技巧熟稔度		
概念正確性	父母在教導孩子作業及課堂討論、舉例時的概念是否正確。	3. 父母會對孩子成功的使用團體中所教的技巧。
使用行為改變技術	包括父母是否可以讓孩子模仿學習以及正增強的使用成效。	4. 父母對團體中所教的技巧很熱衷使用。
問題解決技巧	父母在管教孩子方面,是否使用課程所教的新技巧來解決孩子不努力行為和自卑想法等等。	
成功經驗	父母在學習技巧之後,是否能成功解決孩子困擾的行為問題與親子衝突。	

兒童部分

療效評估概念與內涵	說明	題目
技巧熟稔度		
概念正確性	從個案的家庭作業、課程中練習的正確性來評估。	5. 兒童知道如何使用團體中所教的技巧。
自動化	個案遇到問題情境,能立刻使用課程中所教的技巧來解決問題。	
內化	對於問題個案會把外界知識內化為個人的知識結構。評估個案在解決問題時,能活用技巧使用自己的語言和方式表現出來。	6. 兒童會使用團體中所教的技巧。
成功經驗	從家庭作業和課堂練習,評估兒童是否能成功的使用新技巧。	
技巧類化		
學校表現	在學校的干擾行為、不專心下降,適當行為、人際關係提升。	7. 兒童會成功使用團體中所教的技巧。
問題解決技巧	評估個案在問題解決上,會使用新技巧解決。	8. 兒童對團體中所教的技巧很熱衷使用。
與他人互動		
人際互動	兒童與其他成員相處融洽、願意分享的程度來評估人際互動情況,以及孩子是否配合治療師指令與要求。	9. 父母與兒童一起將技巧做得很成功而且相處良好。
親子互動	觀察兒童與父母在家與在治療室中的互動情況,評估使用新技巧解決親子衝突的效果。	10. 孩子行為良好且合作。 11. 孩子是被喜歡的,且與其他成員相處融洽。

6 專業人員評量治療進步表（一）
（非個案的管理員且觀察團體者使用）

✽ 兒童姓名：＿＿＿＿＿＿

✽ 家長姓名：＿＿＿＿＿＿

✽ 評量日期：＿＿＿＿＿＿

✽ 評量說明：請你回答最後兩週父母與兒童的治療進步狀況。請就下列每一個題目勾選，1分代表非常不同意，6分代表非常同意。

	1 非常不同意	2 很不同意	3 不同意	4 同意	5 很同意	6 非常同意
1. 父母知道如何對孩子使用團體中所教的技巧。						
2. 父母會對孩子使用團體中所教的技巧。						
3. 父母會對孩子成功的使用團體中所教的技巧。						
4. 父母對團體中所教的技巧很熱衷使用。						
5. 兒童知道如何使用團體中所教的技巧。						
6. 兒童會使用團體中所教的技巧。						
7. 兒童會成功使用團體中所教的技巧。						
8. 兒童對團體中所教的技巧很熱衷使用。						
9. 父母與兒童一起將技巧做得很成功。						
10. 孩子行為良好且合作。						
11. 孩子是被喜歡的，且與其他成員相處融洽。						
12. 孩子能專注在作業上。						

7 專業人員評量治療進步表（二）
（團體帶領者、協同帶領者、個案的管理員使用）

✽ 兒童姓名：＿＿＿＿＿＿＿

✽ 家長姓名：＿＿＿＿＿＿＿

✽ 評量日期：＿＿＿＿＿＿＿

✽ 評量說明：請你回答最後兩週父母與兒童的治療進步狀況。請就下列每一
個題目勾選，1分代表非常不同意，6分代表非常同意。

	1 非常不同意	2 很不同意	3 不同意	4 同意	5 很同意	6 非常同意
1. 父母知道如何對孩子使用團體中所教的技巧。						
2. 父母會對孩子使用團體中所教的技巧。						
3. 父母會對孩子成功的使用團體中所教的技巧。						
4. 父母對團體中所教的技巧很熱衷使用。						
5. 兒童知道如何使用團體中所教的技巧。						
6. 兒童會使用團體中所教的技巧。						
7. 兒童會成功使用團體中所教的技巧。						
8. 兒童對團體中所教的技巧很熱衷使用。						
9. 父母與兒童一起將技巧做得很成功。						

國家圖書館出版品預行編目（CIP）資料

ADHD 兒童認知行為親子團體治療：專業人員手冊／
黃惠玲著 .-- 初版 .-- 臺北市：心理, 2014.02
　　面；　公分 .--（心理治療系列；22141）
　　ISBN 978-986-191-580-7（平裝）

1.注意力缺失　2.過動症　3.過動兒　4.認知治療法

415.9894   102024754

心理治療系列 22141

ADHD 兒童認知行為親子團體治療：專業人員手冊

作　　者：黃惠玲
執行編輯：高碧嶸
總 編 輯：林敬堯
發 行 人：洪有義
出 版 者：心理出版社股份有限公司
地　　址：231026 新北市新店區光明街 288 號 7 樓
電　　話：(02) 29150566
傳　　真：(02) 29152928
郵撥帳號：19293172 心理出版社股份有限公司
網　　址：https://www.psy.com.tw
電子信箱：psychoco@ms15.hinet.net
排 版 者：龍虎電腦排版股份有限公司
印 刷 者：龍虎電腦排版股份有限公司
初版一刷：2014 年 2 月
初版四刷：2021 年 12 月
Ｉ Ｓ Ｂ Ｎ：978-986-191-580-7
定　　價：新台幣 400 元